医学免疫学
实验教程

YIXUE MIANYIXUE SHIYAN JIAOCHENG

李林照　谭理荣　罗慕侠　◇　编著

贵州大学出版社
Guizhou University Press

· 贵阳 ·

图书在版编目（CIP）数据

医学免疫学实验教程 / 李林照，谭理荣，罗慕侠编著．-- 贵阳：贵州大学出版社，2024.10．-- ISBN 978-7-5691-0976-4

Ⅰ．R392-33

中国国家版本馆 CIP 数据核字第 2024EX1613 号

医学免疫学实验教程

编　　著：李林照　谭理荣　罗慕侠

···

出 版 人：闵　军
责任编辑：王　涛　葛静萍
装帧设计：陈　艺　方国进

···

出版发行：贵州大学出版社有限责任公司
　　　　　地址：贵阳市花溪区贵州大学东校区出版大楼
　　　　　邮编：550025　电话：0851-88291180
印　　刷：贵州思捷华彩印刷有限公司
开　　本：787 毫米 ×1092 毫米　1/16
印　　张：11.25
字　　数：203 千字
版　　次：2024 年 10 月第 1 版
印　　次：2024 年 10 月第 1 次印刷

···

书　　号：ISBN 978-7-5691-0976-4
定　　价：36.00 元

前　　言

　　医学免疫学是医学基础学科中的一门发展迅速的学科，其与多个学科存在交叉，已成为临床检验和科研实验中的支撑学科。对于医学生来说，免疫学实验技术的学习不可或缺。医学免疫学实验课程的开展不仅有利于学生对理论知识更好地理解，更能让学生在未来进行临床或科研工作时具备扎实的技术基础。

　　《医学免疫学实验教程》是自编教材，目前主要用于贵州大学医学院护理学本科及医学检验技术本科的相关专业。本书立足于专业需求及学校办学实际，以理论教材为纲，阐述实验的基本理论知识，介绍实验的操作流程。同时，本书具备较高的实用性，本书编者均为医学免疫学科研及教学的一线人员，他们结合自身经验和体会，在编著图书的过程中，不仅注重详叙实验的基本流程，更注重阐明可能影响实验的因素以及在实验中可能出现的问题和解决策略。此外，本书结合学科前沿，增加了医学免疫学的新知识、新方法和新技术，具有较好的创新性。本书可作为护理学及医学检验技术本科课程的实验指导用书，亦可作为医学专业研究生及其他医学研究工作者的技术参考书和工具书。

　　由于编者水平有限及学科知识的迅速更新，本书难免存在不足之处，敬请读者批评指正。

《医学免疫学实验教程》编委会

2024 年 3 月 1 日

目　　录

第一章　抗原抗体反应经典检测方法

第一节　抗原抗体反应原理

抗原抗体反应是基于抗原、抗体的特异性免疫反应，利用已知的抗原检测未知抗体或利用已知抗体检测未知抗原的免疫学技术方法。经典抗原抗体检测技术主要包括凝集试验（agglutination test）、沉淀反应（precipitation reaction）和补体活性检测技术（detection technique for complement activation）等，其在早期免疫学发展中起到了重要作用。1896 年，肥达（Widal）发现在一定浓度的伤寒沙门菌中加入伤寒患者血清可导致伤寒沙门菌发生特异凝集的现象，利用这种凝集现象可有效地诊断伤寒病，此即肥达试验（Widal test），它是最早用于病原体感染诊断的免疫凝集试验。1897 年，克劳斯（Kraus）发现将细菌培养液与相应的抗血清混合可出现肉眼可见的沉淀反应。虽然上述经典免疫学阶段的抗原、抗体检测技术的灵敏度不高，但操作方法简单，结果直观，其中的一些实验方法在基础医学研究以及临床检验和诊断中依然有较广泛的应用。

一、抗原抗体反应的基本特点

抗原和抗体的结合为非共价键结合，其基于 2 个分子间静电引力、范德华引力、氢键和疏水作用等所致的空间立体结构互补。因此，抗原抗体反应是一个动态平衡和可逆的过程，具有以下特点。

（一）特异性

抗原和抗体的结合具有高度特异性，即一种抗原（表位）只能与由它刺激产生的抗体发生特异性结合反应。抗原、抗体结合，特异性越强，其亲和力往往越高，这一特点是免疫学诊断的基础。天然抗原的结构复杂，常具有多种抗原表位，刺激会产生多克隆抗体，分别针对同一抗原上不同的抗原表位。当不同抗原间存在相似抗原表位（交叉抗原）时，会发生交叉反应。

（二）比例性

抗原抗体反应形成免疫复合物的量和抗原与抗体的相对比例有关。如图所示（图 1-1），在溶液中抗体量保持恒定和过剩的情况下，伴随抗原量逐渐增加，抗原、抗体结合形成免疫复合物的量越来越多，为前带（prezone）；当抗原量增加至两者浓度达到最适比例，即等价带（equivalence zone）时，溶液中的多价抗原和抗体会相互交联，形成晶格状（lattice）的大分子免疫复合物。等价带之后，抗原量继续增加，反而会倾向于形成小分子免疫复合

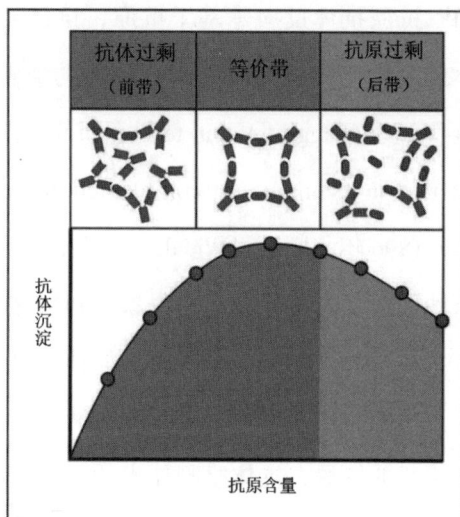

图 1-1　抗原抗体反应具有比例性

物，为后带（postzone）。抗原和抗体只有在浓度比例最合适的等价带时，可见反应最明显。在等价带的左侧（前带）或右侧（后带），抗体或抗原相对过剩越多，越容易形成可溶性小分子免疫复合物，可见反应越不明显。1977 年，Green 把这种前后带现象称为钩状效应（hook effect）。钩状效应也是导致检测抗原或抗体时出现假阴性的原因。

（三）可逆性

抗原、抗体结合形成的复合物在一定条件下可发生解离，恢复抗原、抗体的游离状

态，即为可逆性。影响结合稳定性的环境因素有离子强度、酸碱度和温度。在 pH 值 < 4 或 > 10.5、反复冻融、高盐等情况下，抗原抗体复合物可发生解离。解离后的抗原和抗体，其结构、生物学活性及其他特性均与未结合前基本保持一致。亲和层析技术纯化抗原或抗体即基于此原理。

（四）阶段性

经典的抗原抗体反应可以分为两个阶段。第一阶段为抗原、抗体特异性结合，形成可溶性免疫复合物，主要基于分子结构互补，受抗原、抗体特异性结合力影响，在几秒到几十秒内迅速完成，特点是快速和不可见；第二阶段为形成肉眼可见的免疫复合物，需要几十分钟到数小时甚至更长时间。受抗体亲和力，抗原和抗体浓度、相对比例，反应体系中电解质盐浓度，pH 值和温度等影响。

（五）敏感性

抗原抗体特异性反应具有较高的敏感性，不仅可以用于定性，还可用于定量检测极其微量的抗原或抗体。

二、影响抗原抗体反应的因素

大多数抗原是蛋白质，抗体是球蛋白。由于蛋白质是两性电解质，在水溶液中带有电荷。静电作用使得蛋白质分子周围形成带相反电荷的双电层和由极性基团吸附水分子形成的水化层，蛋白质分子彼此相互排斥，不会靠拢聚集，成为亲水胶体。当抗原抗体反应形成免疫复合物，蛋白质表面电荷减少或消失，双电层和水化层遭到破坏，亲水胶体转为疏水胶体，出现肉眼可见的凝集或沉淀现象。

抗原抗体反应受到以下因素的影响。

（一）电解质

抗原抗体反应系统中存在适当浓度的电解质，可以中和抗原、抗体表面电荷，破坏水化层，促进出现可见沉淀反应，但电解质浓度过高可因盐析作用引起抗原、抗体非特异性沉淀。

（二）酸碱度

抗原抗体反应一般在 pH 值 6.0 ～ 9.0 的条件下进行，pH 值过高或过低均影响抗原和抗体的理化性质，抗原抗体复合物可发生解离，或产生非特异性反应。每种蛋白质都有各自的等电点，等电点是使蛋白质表面净电荷数量为 0 时的溶液 pH 值。pH 值达到或接近抗原蛋白的等电点时，蛋白质由亲水胶体转变为疏水胶体，引起抗原非特异性凝集，形成假阳性反应。

（三）温度

在一定范围内，温度升高可加速分子运动，抗原与抗体碰撞会增多，使反应加速。抗原抗体反应适宜的温度为 15 ～ 40℃，通常最适宜的反应温度为 37℃。但若温度高于56℃，可导致已结合的抗原抗体复合物解离，甚至变性或破坏；低温时，虽然抗原、抗体结合速度慢，但结合牢固，更易于观察。如冷凝集素在 4℃左右与红细胞结合最好，在 20℃以上会发生解离。

（四）振荡

适度的机械性振荡可以加速反应，但强烈的振荡会使结合物解离。

（五）杂质

与反应无关的蛋白质、多糖等非特异性物质往往可抑制反应的进行。

三、抗原抗体反应的类型

根据抗原的性质、出现结果的现象、参与反应成分的不同，可将抗原抗体反应分为凝集反应、沉淀反应、补体参与的反应、中和反应、免疫标记技术等，利用这些类型的抗原抗体反应，各种免疫学技术得以建立，并广泛应用于基础医学研究和临床检验中。

第二节　凝集反应

凝集反应（agglutination）是指颗粒性抗原（如红细胞、细菌、螺旋体或人工制备的抗原颗粒等）在适当的电解质存在的条件下，与相应抗体特异性结合，并形成肉眼可见的凝集现象。

根据抗原的特性与反应的方式不同，凝集反应通常分为4类：①直接凝集反应；②间接凝集反应；③抗球蛋白参与的血凝反应；④固相免疫吸附凝集反应。根据反应介质的不同，凝集反应又分为3类：①玻片法；②试管法；③微量反应板法。

凝集反应的检测方法比较简单，由于结果直观，无须特殊仪器。通过方法学的更新，凝集试验成为免疫学常用的检测技术之一，主要用于菌种鉴定和血清学分型、抗原检测、抗体检测、疾病诊断等临床检验方面。

一、直接凝集反应

颗粒性抗原（如细菌、红细胞等）在适当电解质存在的条件下，可直接与相应抗体特异性结合，当两者比例适当时，可出现肉眼可见的凝集小块，称为直接凝集反应（direct agglutination reaction）。参加凝集试验的颗粒抗原被称为凝集原（agglutinogen），抗体则被称为凝集素（agglutinin）。直接凝集反应的检测方法主要为玻片法和试管法。

（一）未知菌种鉴定——玻片法

【实验目的】

1. 了解玻片凝集反应在菌种鉴定中的用途和原理。

2. 熟悉玻片凝集试验进行菌种鉴定的方法、结果判断和注意事项。

【实验原理】

将已知抗体直接与待检细菌混合，在有适当电解质存在的条件下，如果两者对应，便发生特异性结合而形成肉眼可见的凝集物。

该反应可在洁净玻片上进行，以生理盐水作对照，混合适量待测菌种与诊断血清，若出现特异性结合，则可形成可见的凝集颗粒，周围液体逐渐澄清，表明凝集反应结果为阳性。

【材料】

1. 待测标本（A菌、B菌的平板或斜面培养物）、已知抗体（与A菌对应的诊断血清）。

2. 生理盐水、载玻片、接种环、酒精等。

【方法】

1. 取洁净载玻片1张，用蜡笔划分1、2、3、4区；

2. 在1、3区内分别滴加A菌诊断血清1滴；

3. 在2、4区内各滴加生理盐水1滴作为对照；

4. 取适量A菌培养物，分别置于1区诊断血清及2区生理盐水中，小心混匀，注意避免交叉污染；

5. 取适量B菌培养物，以相同的方法置于3、4区，小心混匀；

6. 轻轻摇晃载玻片1～3 min，观察结果。

【结果分析】

2、4区对照组生理盐水不发生凝集，呈均匀浑浊的乳状；3区现象与生理盐水对照组一致，凝集反应结果为阴性；1区A菌因与A菌诊断血清中的抗体发生特异性结合，形成可见的凝集颗粒，且周围液体逐渐澄清，凝集反应结果为阳性。

【注意事项】

1. 检测过程中需注意不要交叉污染，以免出现假阳性。

2. 及时观察结果，避免标本干涸。

（二）ABO血型鉴定——玻片法

在人类血清中天然存在着针对红细胞的不同血型抗体，当不同血型的人进行输血时，可因血型抗原与相应抗体结合，并在补体的参与下发生溶血反应。因此，为防止输血排斥反应的发生，临床上给病人输血（或做器官移植）前，必须进行血型鉴定。

人类红细胞上存在 A 和（或）B 抗原，用已知的抗 A、抗 B 血清与待检测血液做凝集反应试验，根据 A、B 抗原的分布情况可判定受试者的 ABO 血型。鉴定血型的常用方法包括玻片凝集反应。

【实验目的】

1. 掌握直接凝集试验玻片法鉴定 ABO 血型的基本原理。

2. 熟悉玻片法鉴定 ABO 血型的操作方法、分析结果及其意义。

【实验原理】

将抗 A 和抗 B 抗体分别与待测红细胞混合，抗 A 或抗 B 抗体与红细胞表面的相应抗原结合而引起红细胞凝集，据其凝集情况可判定出受试者的血型。

【材料】

1. 生理盐水、标准抗 A 和抗 B 单克隆抗体。

2. 载玻片、刺血针、小试管、吸管、酒精棉球等。

【方法】

1. 取洁净载玻片 1 张，用蜡笔分为两格，注明 A、B 字样；

2. 用酒精棉球消毒受试者无名指指端皮肤或耳垂，待酒精干后，再用无菌采血针刺破表皮，用毛细吸管取血 1 滴，放入盛有 1 mL 生理盐水的试管中，混匀，即成待检红细胞悬液（浓度约 2%）。用吸管吸取待检红细胞悬液，在载玻片 A、B 两区各滴入 1 滴；

3. 加抗体。将抗 A、抗 B 试剂分别取 1 滴，与载玻片上 A、B 两区的血液分别混匀；

4. 将载玻片放置于实验台上，静置数分钟后，在白色背景下观察凝集情况。如肉眼观察不够清楚，可将载玻片置于显微镜下用低倍镜观察。

【结果分析】

如混合液由均匀混浊状逐渐变为澄清透明状，并出现大小不等的红色凝集块，即为红细胞凝集（+）；若混合液仍呈均匀混浊状，则表明未发生红细胞凝集（−）。

血型鉴定试验结果与判定如表 1-1 所示。

表 1-1 血型鉴定试验结果与判定

RBC 血型抗原	抗 A 血清	抗 B 血清	血型
A	+	−	A
B	−	+	B
A、B	+	+	AB
无	−	−	O

注："+"表示凝集，"−"表示不凝集。

本方法为定性试验，试验敏感性较低，但操作简便，反应迅速，目前仍然是细菌分型鉴定 ABO 血型的常规试验。

【注意事项】

1. 试验用载玻片要清洁，要注明 A 和 B 字样。

2. 所用抗 A、抗 B 血清必须在有效期内（注意试剂包装说明的有效期）使用。

3. 待检红细胞悬液不宜过稀或过浓。

4. 要及时观察结果，以防时间过长，标本干涸而影响结果观察和判定。

（三）血型鉴定——交叉配血——盐水法

在 ABO 系统血型相同的人之间进行输血前，必须进行交叉配血试验，其主要目的是检测受血者血清中有无能破坏供血者红细胞的抗体，以及在供血者血清中有无能破坏受血者红细胞的抗体，以确定复核定型时有无错误，或有无其他不规则凝集素的存在。

在交叉配血试验中，不仅要将供血者的红细胞与受血者的血清进行配合试验，（称为试验主侧）同时还要将受血者的红细胞与供血者的血清进行配合试验，（称为试验次侧）如图 1-2 所示。

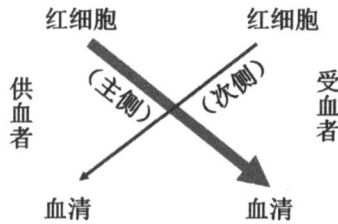

图 1-2　交叉配血试验示意图

交叉配血试验有许多方式，如盐水法、胶体介质配血法、抗球蛋白法、聚凝胺法等。若受血者（供血者）血清中没有检测到使供血者（受血者）红细胞破坏的抗体，即主侧和次侧均不出现凝集反应（也不溶血），则称为"交叉配血相合"，可进行输血；反之，则称为"交叉配血不合"，不可进行输血。以下以盐水法为例介绍交叉配血试验。

【实验目的】

临床输血前需检查受血者血清中有无能破坏供血者红细胞的抗体，及供血者血清中有无能破坏受血者红细胞的抗体。

【实验原理】

盐水法交叉配血试验使用盐水作为介质，这是因为盐水提供了一个接近生理条件的环境，使得抗原抗体反应能够自然发生。通过观察供血者与受血者血液样本在盐水介质中的抗原抗体反应情况来判断是否存在血型不合的问题，从而确保输血的安全性。

【材料】

1. 受检者血清及 2% 红细胞悬液。

2. 献血者血清及 2% 红细胞悬液。

3. 生理盐水。

4. 离心机、电热恒温水箱等。

【方法】

1. 取试管 2 支，标明主侧（供血者红细胞加受血者血清）、次侧（受血者红细胞加供血者血清）；

2. 于主侧试管加供血者 2% 红细胞悬液 2 滴和受血者血清 2 滴，于次侧试管加受血者 2% 红细胞悬液 2 滴和供血者血清 2 滴；

3. 混匀后，用 1000 r/min 转速离心 1 min，用肉眼及显微镜观察结果。

【结果分析】

主侧试管和次侧试管均不出现凝集（也不溶血），即说明受血者和供血者 ABO 血型相配。

二、间接凝集反应

将可溶性抗原（或抗体）先吸附于适当大小的与免疫特异性无关的颗粒性载体的表面，形成人工的免疫微球（或致敏载体），然后使之与相应抗体（或抗原）作用，在适宜的电解质存在的条件下，出现特异性凝集现象。根据颗粒结合抗原、抗体的不同，可分为正向、反向间接凝集反应：将抗原结合在颗粒上进行的特异性凝集反应称为正向间接凝集反应（positive indirect agglutination reaction），将抗体结合在颗粒上进行的特异性凝集反应称为反向间接凝集反应（passive indirect agglutination reaction）。这种反应适用于各种抗体和可溶性抗原的检测，其敏感度高于沉淀反应，因此被广泛应用于临床检验。

（一）间接血凝试验

【实验目的】

1. 掌握间接血凝试验的基本原理。

2. 熟悉操作方法、分析结果及其意义。

【实验原理】

血凝试验（hemagglutination test）是红细胞凝集试验的简称。间接血凝试验（indirect hemagglutination test）是将可溶性抗原（细菌的提取液等）吸附于红细胞，成为抗原致敏红细胞，这种致敏红细胞与相应抗体作用可产生红细胞凝集现象（图 1-3）。以下以测定伤寒血清抗体滴度为例，介绍间接血凝试验。

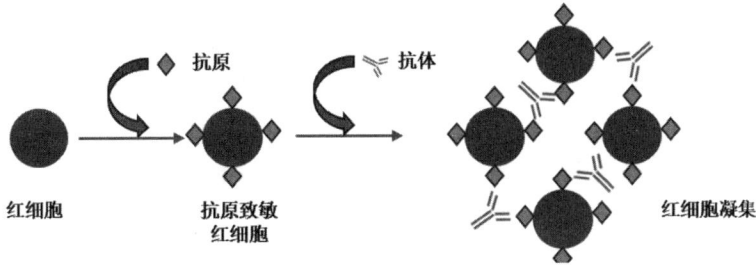

图 1-3　间接血凝试验原理示意图

【材料】

1. 伤寒杆菌"O"抗原。

2. 伤寒杆菌 O901 免疫兔血清。

3. 2% 绵羊红细胞悬液、生理盐水、试管、吸管、37℃水浴箱。

4. 致敏红细胞悬液制备方法：取一定稀释度的抗原（应事先滴定），加等量 2% 绵羊红细胞悬液，混合后放入 37℃水浴箱中，每隔 15 min 取出振摇 1 次，共经 2 h，然后取出，用生理盐水洗涤 3 次，再配制成 0.25% 悬液即成。

【方法】

1. 取小试管 10 支，排于试管架上，于第 1 管中加入生理盐水 0.9 mL，其余各管加入生理盐水 0.25 mL；

2. 用吸管吸取已加热灭活的免疫血清 0.1 mL，加入第 1 管，混匀后吸取混合液 0.75 mL，将其中的 0.25 mL 加入第 2 管中，余下的 0.5 mL 弃去；

3. 将第 2 管加入的血清与盐水混合，吸取 0.25 mL 混合液至第 3 管。如此依次稀释到第 9 管，第 9 管中保留 0.25 mL 混合液，其余弃去。第 10 管不加血清，留作对照；

4. 于每管加入等量已致敏的 0.25% 绵羊红细胞悬液，混匀后放入 37℃水浴箱中 2 h，观察结果。

【结果分析】

凡红细胞沉积于管底，集中呈一圆点的为不凝集（－）。如红细胞凝集，则分布于管底周围。根据红细胞凝集的程度判断阳性反应的强弱（图 1-4），以 ++ 凝集的孔为滴度终点。

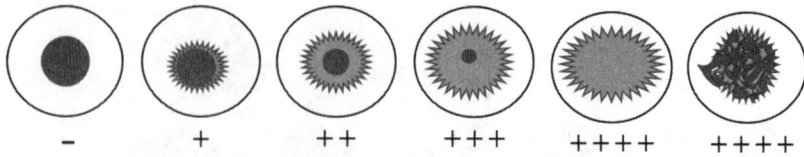

图 1-4　间接血凝试验结果示意图

【注意事项】

1. 新鲜的致敏红细胞保存时间短，易变脆、污染，以及发生溶血现象，所以配制的致敏红细胞悬液一般应在当天用完，若置于 2 ～ 10℃时，使用期应不超过 3 d。若想长期保存而不使其发生溶血，可在致敏前先将红细胞醛化。常用的醛类有甲醛、戊二醛、丙酮醛等。红细胞经醛化后体积略有增大，两面突起，呈圆盘状。

2. 试验用的血凝板、滴管、稀释棒等器材必须十分洁净，否则易造成非特异性凝集。

3. 致敏用的抗原或抗体要求纯度高，并保持良好的免疫活性。

（二）反向间接血凝试验

【实验目的】

1. 掌握反向间接血凝试验的基本原理。

2. 熟悉操作方法、分析结果及其意义。

【实验原理】

把纯化的抗体吸附于醛化红细胞上，即制成抗体致敏的红细胞，它能与相应的可溶性抗原结合，出现红细胞凝集，此即反向间接血凝试验（reverse indirect hemagglutination test）（图 1-5）。此实验常用于检查 HBsAg、甲胎蛋白、新型隐球荚膜抗原等可溶性抗原。

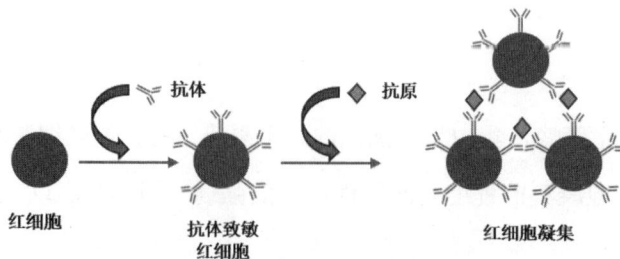

图 1-5　反向间接血凝试验原理示意图

【材料】

1. 1:20 抗 -HBs 致敏的醛化红细胞、纯化的 1:20 抗 -HBs、待检血清、稀释液。（配制致敏红细胞悬液：于每瓶冻干诊断红细胞中加 4 mL 稀释液，轻轻旋摇使成均匀红细胞悬液，浓度约为 0.6%。）

2. "V" 型微量血凝板、0.025 稀释棒、微量振荡器、刻度吸管、滴管（40 滴 /mL）等。

【方法】（试验加样程序见表 1-2）

1. 在 "V" 型血凝板上将每份待检血清设立 8 孔，于各孔内用 40 滴 /mL 滴管各加 1 滴稀释液（相当于 0.025 mL）；

2. 用 0.025 mL 容量的稀释棒蘸满待检血清，分别依次在各孔内捻转作倍比稀释（一般每孔均需捻转 10 次），直至第 7 孔，第 8 孔为致敏红细胞对照。另设第 9 孔为阳性对照，内加 0.025 mL HBsAg 阳性血清；

3. 于每孔中加入 0.025 mL 混匀的致敏红细胞悬液；

4. 将血凝板置于微型振荡器上振荡 1 ~ 2 min，置 37℃水浴箱中，1 h 后观察结果。

表 1-2　反向间接血凝试验加样程序

单位：mL

孔号	1	2	3	4	5	6	7	8	9
生理盐水	0.025	0.025	0.025	0.025	0.025	0.025	0.025	0.025	0.025
待检血清	0.025	0.025	0.025	0.025	0.025	0.025	0.025	—	阳性血清
致敏红细胞	0.025	0.025	0.025	0.025	0.025	0.025	0.025	0.025	0.025
血清稀释度	1:4	1:8	1:16	1:32	1:64	1:128	1:256	红细胞对照	阳性对照
37℃，1 h 后观察结果									

【结果分析】

1. 不凝集（–）：红细胞全部下沉，集中于孔底，形成致密的圆点。

2. 明显凝集（++）：红细胞于孔底形成薄膜状凝集，中央可见疏松的红点。

出现明显凝集的血清最高稀释度即为 HBsAg 效价，凡效价 >1:16 者，需进一步做中和试验。

中和试验：在血凝板上，将每份标本设测定排与对照排，每排 8 孔，于每孔加稀释液 0.025 mL，用 2 支稀释棒蘸取被检血清，分别在第 2 排作倍比稀释，至第 7 孔，第 8 孔不含血清，为红细胞对照。然后，于测定排各孔加稀释液 0.025 mL，对照排各孔加 1:20 抗 -HBs 0.025 mL。1 ～ 2 min 后，血凝板置于 37℃水浴箱中 30 min。取出，于各孔加 0.025 mL 致敏红细胞振摇混匀，置于 37℃水浴箱中，1 h 后观察结果。

第三节　沉淀反应

可溶性抗原（如血清、细菌浸出液、毒素等）和相应抗体在适当的条件下可发生结合，经过一定的时间，在二者比例适当时形成肉眼可见的沉淀物，称为沉淀反应（precipitation）。

一、环状沉淀试验

【实验目的】

1. 掌握试验原理。

2. 熟悉操作方法步骤，了解检测意义。

【实验原理】

把可溶性抗原缓慢加入已含抗体溶液的环状沉淀管液面上，当对应的抗原与抗体相遇，在二者交界面可出现乳白色环状沉淀物，即为环状沉淀阳性反应。本试验常用于抗原的定性试验，如诊断炭疽的 Ascoli 试验、血迹的鉴别等。

【材料】

1. 待检人血清。

2. 稀释鸡血清、抗人血清、生理盐水。

3. 沉淀小管（内径 1.5 ～ 3 mm）或小试管、毛细吸管、试管架等。

【方法】

1. 取 3 支沉淀小管，排列于试管架并做好标记；

2. 在 1 号、2 号试管内分别加入抗人血清 0.4 mL，3 号试管内加入生理盐水 0.4 mL 作为对照；

3. 再在 1 号、3 号试管内分别加入待检人血清 0.2 mL，2 号试管内加入鸡血清 0.2 mL；

4. 室温静置 10 min，观察结果。

【结果分析】

1. 1 号试管两液面交界处出现乳白色沉淀环，为环状沉淀试验阳性，2 号和 3 号试管为阴性。

2. 由于沉淀反应抗原多系胶体溶液，沉淀物主要由抗体蛋白所组成，为求得抗原与抗体的适宜比例，故操作中通常稀释抗原而不稀释抗体，并常以抗原的稀释度作为沉淀反应的效价。

【注意事项】

1. 加抗原时应使沉淀管倾斜，使其缓慢由管壁流下并轻浮于抗体上面，勿使相混，避免产生气泡。

2. 观察结果时将沉淀管平放在眼前，如在沉淀管后面衬以黑纸或手指，使光线从斜上方射入两液面交界处，则能更清楚地看到沉淀环。

二、双向免疫扩散试验

【实验目的】

1. 掌握试验原理、结果分析。

2. 熟悉其方法步骤。

【实验原理】

将对应的抗原与抗体放在琼脂凝胶板中的相应孔内，让二者在凝胶中自由扩散。当二者相遇时发生特异性反应，在浓度比例合适处形成可见的白色沉淀线。若同时含有多种抗原抗体系统，根据抗原与抗体的性质、纯度和比例的不同，沉淀线的形状、位置和数量各有不同。此方法简便易行，结果稳定可靠；但灵敏度低，试验所需时间长，且只能定性，不能定量，仅适用于大量普查项目。

【材料】

1. 待检人血清、阳性对照血清。

2. 羊抗人 IgG 诊断血清、15 g/L 琼脂凝胶（用生理盐水配制）等。

3. 载玻片、吸管、打孔器、湿盒、微量加样器等。

【方法】

1. 浇板：用粗孔吸管吸取熔化的 15 g/L 盐水琼脂 4.5 mL，浇注于洁净载玻片上，要均匀、平整、无气泡，布满整张载玻片；

2. 打孔：待琼脂凝固后，用直径 3 mm 的打孔器打孔，使孔间距为 4～5 mm。临床常用的孔形为梅花形，中间为抗体孔，四周等距排列 6 个抗原孔。（如图 1-6 所示）

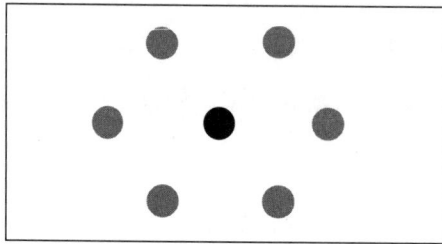

图 1-6　打孔示意图

3. 加样：用微量加样器向中央孔加入抗体（羊抗人 IgG 诊断血清），周围孔加入待测抗原，其中第 1、第 4 孔加入阳性对照血清，第 2、第 3、第 5、第 6 孔分别加入不同的待检血清。如用于检测抗体特异性时，中央孔加抗人血清，四周孔加入不同的有关抗原。如进行抗体效价滴定时，则在中央孔加入抗原，四周孔加入不同稀释度的抗人血清；

4. 扩散：将加好样的琼脂板放入湿盒中（内有 5 mol/L 的石炭酸纱布），置于室温下或 37℃水浴箱 1～2 d，于 24 h 和 48 h 各观察和记录一次结果。

【结果分析】

1. 如果凝胶中出现白色沉淀线，说明抗原与抗体相对应。若抗原与抗体只含单一的成分，则形成一条沉淀线；若含多种成分，可形成多条沉淀线。沉淀线的位置因抗原和抗体的分子量、浓度比例、扩散速度等因素不同而异。另外，若相邻抗原浓度相等，可出现对称相融的沉淀线；若不等，沉淀线移向低浓度一边。

2. 在梅花孔型中，若相邻两条沉淀线完全融合，说明两抗原部分相同；若相邻沉淀线发生交叉，说明两抗原完全相同。

3. 阳性结果多在 24 h 内出现，48 h 内不出现沉淀线可判定为阴性结果。放置过久也可使沉淀线消失。

【注意事项】

1. 所用载玻片要洁净，边缘无破损，否则难以浇制成琼脂板。

2. 琼脂的温度要适宜，温度过高，浇板时易外溢，同时表面蒸发量大，琼脂板光洁度差；温度过低，琼脂凝固过快，制板厚度不均匀，表面不光滑。

3. 浇制琼脂板时，动作要迅速，如动作过于缓慢，容易边加边凝，使琼脂板凹凸不平。

4. 打孔时要小心，勿使琼脂层脱离载玻片或琼脂板底层开裂，以免加样时材料顺底部或裂缝散失。一旦出现脱离或裂缝，可向孔内滴加少许温琼脂加以弥补或将琼脂板在火焰高处来回通过几次以补底。

5. 为了使沉淀线保持清晰，可在加样完毕后将琼脂板置于 37℃ 下进行扩散，形成沉淀线后置室温或冰箱（4℃）保存为佳。

三、单向免疫扩散试验

【实验目的】

1. 掌握试验原理，熟悉试验方法及结果分析。

2. 了解试验的临床意义。

【实验原理】

将一定量的抗体混匀于琼脂凝胶内，在凝胶孔中加入抗原，抗原在向四周扩散的过程中与凝胶中的抗体发生反应，在抗原与抗体比例合适处形成抗原抗体复合物，呈现白色沉淀环。沉淀环直径的大小与孔中抗原浓度成正比。如预先用已知不同浓度的标准抗原制成标准曲线，可从已知的标准曲线上查出待检标本中抗原的含量。

【材料】

1. 待检人血清、免疫球蛋白工作标准（IgG 含量 10 mg/mL）。

2. 羊抗人 IgG 诊断血清（单扩效价 1:60）、15 g/L 琼脂凝胶（用生理盐水配置）。

3. 三角烧瓶、载玻片、打孔器、吸管、滴管、湿盒、水浴箱、微量加样器和半对数坐标纸等。

【方法】

1. 琼脂准备：吸取已熔化的琼脂 59 mL 于三角烧瓶中，56℃水浴保温，将预温的羊抗人 IgG 诊断血清 1 mL 与琼脂充分混合，继续于 56℃保温备用。如果羊抗人 IgG 诊断血清的单扩效价不是 1:60，试验时所需琼脂与抗体的比例应加以调整；

2. 浇板：取混有抗人血清的琼脂液 4.5 mL 浇注于载玻片上，注意浇板要均匀、平整、无气泡，布满整张载玻片；

3. 打孔：待琼脂凝固后，用打孔器打孔，孔径 3.5 mm，孔距 10～12 mm。孔要打得圆整光滑，边缘不要破裂，底部不要与载玻片脱离，如有脱离应注意补底；

4. 加样：将待检血清用生理盐水做 1:40 稀释，用微量加样器取稀释血清 10 μL 加入相应的试验孔内，每份标本加两孔。如同时测定多个标本，应注意做好标记，认真记录，不要混淆。另外，取免疫球蛋白工作标准 1 支，加 0.5 mL 蒸馏水溶解，用生理盐水稀释成 1:10、1:16、1:20、1:32、1:40 浓度，分别加入另一套孔中，每孔中加 10 μL，用于制备标准曲线；

5. 扩散。将加样完毕的琼脂放于湿盒中，置室温或 37℃，24 h 后观察结果。

6. 绘制标准曲线。以各稀释度工作标准的沉淀环直径为横坐标，相应孔中 IgG 含量为纵坐标，在半对数坐标纸上绘制标准曲线。

【结果分析】

1. 精确测量各试验孔沉淀环直径，如果沉淀环不太圆，则取最大直径和最小直径的平均值。从标准曲线上查得相对应的 IgG 含量，乘以稀释倍数，即为待检血清中 IgG 的实际含量。

2. 琼脂单扩散试验为定量测定，常用于血清中 IgG、IgA、IgM、补体、白蛋白、蛋白酶等物质的定量测定，为临床诊断提供参考指标。

【注意事项】

1. 本方法比较稳定，易于操作；但观察结果所需时间长，敏感度偏低，每次试验均需做参考血清的标准曲线。

2. 浇制琼脂板的事项同凝胶双向免疫扩散试验。

3. 每批试验均应同步绘制标准曲线，即检测待检血清所用琼脂板应和绘制标准曲线采用的琼脂板为同一批琼脂板。

4. 琼脂熔化后置水浴箱中保温时，温度不可超过 56℃，否则会使抗体变性；温度也不可过低，否则琼脂易凝固而不能浇制出很好的琼脂板。

第四节　补体参与的反应

【实验目的】

1. 通过以下补体参与的各项实验的操作，掌握各项实验的基本原理，熟悉操作步骤、结果判断及注意事项。

2. 进一步增加对补体生物活性的感性认识。

一、溶血试验

【实验原理】

动物接受异种红细胞注射而免疫，于血清中产生特异性抗体（即溶血素），此红细胞与相应抗体特异性结合，在电解质存在时能发生凝集，若再有补体参与，红细胞则被溶解，称溶血反应（hemolytic reaction）。此反应的直接用途是作为指示系统测定血清总补体活性或溶血素的效价，也可检测另一反应系统的抗原或抗体，参见补体结合试验。

【材料】

1. 2% 绵羊红细胞（sheep redblood cells，SRBC）悬液。

2. 溶血素（2 个单位）。

3. 补体（2个实用单位）。

4. 生理盐水、试管、吸管、37℃水浴箱等。

【方法】

取小试管4支，分别注明管号，按下表依次将各成分加入试管中。

表 1-3 溶血反应

单位：mL

试管号	溶血素（2个单位）	2% 绵羊红细胞	补体（2个实用单位）	生理盐水
1（试验管）	0.5	0.5	0.5	0.5
2（溶血素对照）	0.5	0.5	—	1.0
3（补体对照）	—	0.5	0.5	1.0
4（羊红细胞对照）	—	0.5	—	1.5

置37℃水浴箱，20 min 后观察结果。

【结果分析】

1. 溶血：液体呈红色透明状态。

2. 不溶血：呈红细胞混悬状态。

【注意事项】

1. 补体在体外极易衰变，应及时使用，最好在当日用完。必须保存时，可采用小量分装的方法，置于 –70℃下可保存数月，要避免反复冻融。冻干制品可长期保存，但其活性都不同程度地比新鲜血清低，所以检测补体活性的血清标本和作为补体试剂的血清最好新鲜。

2. 溶血素即抗绵羊红细胞抗体，多是以绵羊红细胞免疫家兔而得到的兔抗血清。其一般不需要进一步提纯，但在试验前需先经过 56℃ 30 min 或 60℃ 3 min 处理，以灭活补体。

二、补体结合试验

【实验原理】

补体结合试验（complement fixation test）是一种有补体参与，并以绵羊红细胞和溶血素作为指示系统的抗原抗体反应。参与本反应的 5 种成分可分为 2 个系统：一为待检系统，即已知抗原（或抗体）和待检的抗体（或抗原）；二为指示系统，即绵羊红细胞及其相应溶血素。待检的抗原、抗体和先加入的补体作用后，再加入指示系统，若不出现溶血，则为补体结合阳性，表示待检系统中的抗原与抗体相对应，两者特异性结合后固定了补体，指示系统无补体结合，故不发生溶血。反之，若出现溶血现象，则为补体结合阴性，表示待检的抗原、抗体不对应或缺少一方，不能固定补体，游离补体被后加入的指示系统固定，导致绵羊红细胞溶解。因此，补体结合试验可用已知抗原来检测相应抗体，或用已知抗体来检测相应抗原。（图 1-7）

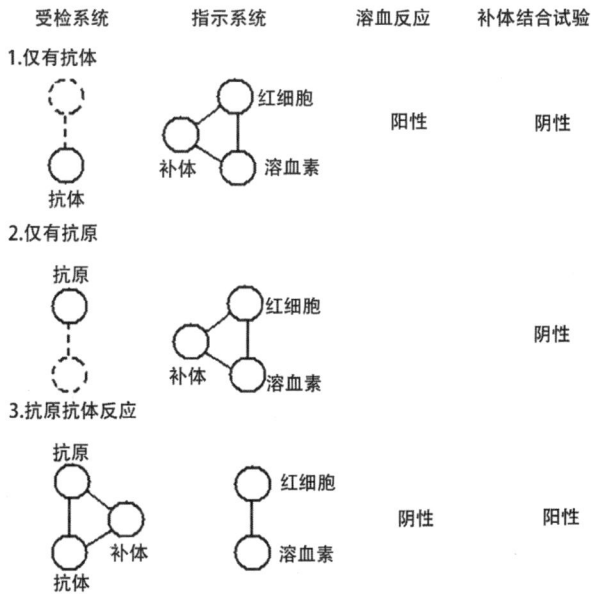

图 1-7 补体结合试验示意图

【材料】

1. 抗原：用伤寒杆菌可溶性抗原、2% 绵羊细胞悬液。

2. 抗体：用待检血清（试验前 56℃ 30 min 灭活）、溶血素（2 个单位）。

3. 其他：补体（2 个实用单位）、生理盐水、小试管、吸管、37℃水浴箱。

【方法】

取小试管 5 支，分别注明管号，按下表依次将各成分加入试管中。

表 1-4　补体结合试验

单位：mL

试管号	待检血清	生理盐水	抗原	补体（2个实用单位）		溶血素（2个单位）	2%绵羊红细胞
1（试验管）	0.2	—	0.5	1.0	37℃水浴箱10 min	0.5	0.5
2（血清对照）	0.2	0.5	—	1.0		0.5	0.5
3（抗原对照）	—	0.2	0.5	1.0		0.5	0.5
4（溶血素对照）	—	0.7	—	1.0		0.5	0.5
5（羊红细胞对照）	—	2.2	—	—			0.5

【结果分析】

首先观察各试管的结果是否正确，如不适合，试验结果的可靠性应加以考虑。然后判断待检血清是否为阳性反应。以 100% 不溶血为强阳性，50% 不溶血为阳性，完全溶血为阴性。

【注意事项】

1. 以细菌作抗原时，应使用细菌的提取液而不用悬液，通过滴定找出最适稀释度。

2. 待检血清需 56℃ 30 min 灭活。

3. 补体性质不稳定，以在试验的当天采取的效果最好，操作时尽量减少在室温停留的时间。

4. 由于溶血试验及补体结合试验均是比较精密的试验，其结果与溶血素的效价有关，所以试验需要滴定溶血素效价；在制备抗血清的过程中，动物采血前和分离抗血清后也需要滴定溶血素效价。

第五节　B 细胞溶血空斑实验

B 细胞溶血空斑实验，又称空斑形成细胞（plaque-forming cell，PFC）实验，是一种体外评估 B 细胞产生抗体能力的方法。该实验用于检测 B 细胞分泌抗体的水平以及分泌抗体的 B 细胞数量。溶血空斑实验可分为琼脂溶血空斑实验和液相单层溶血空斑实验两类。

PFC 具有较高的灵敏度，允许直接观察结果。此外，利用抗原、抗体特异性结合后能活化补体经典途径的免疫原理检测 PFC，具有较高的特异性，适用于体液免疫功能的检测，并可用于研究 B 细胞产生抗体的种类及亚类。

【实验目的】

1. 掌握实验原理、结果分析。

2. 熟悉操作方法步骤。

【实验原理】

将绵羊红细胞免疫过的小鼠脾细胞悬液、一定浓度的绵羊红细胞和低浓度的琼脂进行混合后，倾注平皿，再加入适量的补体，抗体形成细胞周围的绵羊红细胞被溶解，形成一个肉眼可见的空斑。理论上，每个空斑表示一个抗体形成细胞，空斑大小可反映抗体生成细胞产生抗体的多少。

【材料】

1. 0.01 mol/L pH 7.2 磷酸缓冲盐溶液（phosphate buffer saline，PBS，含 Ca^{2+}、Mg^{2+}）。

2. 绵羊红细胞（SRBC）悬液。

3. 1.4%、0.7% 琼脂，45℃水浴箱。

4. 1% DEAE - 右旋糖酐。

5. 补体：取 4 只豚鼠新鲜血清，混合。加 1 mL 压积 SRBC，置于 20 ～ 30 mL 该豚鼠血清中，4℃吸附 20 min 后，2000 r/min，离心 5 min，取上清，作为补体备用。

【方法】

1. 底层琼脂的制备：取 1.4% 琼脂 5 mL，加热熔化后，放入 45℃水浴箱，待其温度稳定后，倾入水平放置的平皿内冷却凝固，制成底层琼脂备用。用前，将平皿置于 37℃温箱预温；

2. SRBC 免疫脾细胞悬液的制备：体重为 18 ～ 25 g 的小鼠经腹腔注射 $4×10^9$/mL 或浓度 2% 的 SRBC 1 mL。4 d 后，将小鼠处死，取脾脏，于冷 PBS 液中，用注射器针栓在 200 目钢网上将脾脏研磨，制成单细胞悬液。1000 r/min，离心 5 min，PBS 洗 3 次，使用 PBS 调细胞浓度至 $1×10^7$/mL，4℃备用，用前置于 37℃温箱中预温；

3. 顶层琼脂的制备：将 0.7% 的琼脂糖加热熔化，置 45℃ 水浴箱内，待温度下降至 45℃ 后，依次加入预温的 1% DEAE- 右旋糖酐 0.05 mL，2×10^9/mL 的 SRBC 0.1 mL，1×10^7/mL 脾细胞悬液 0.1 mL，迅速将管进行振荡，混匀后，立即小心倾入已铺好底层琼脂（经 37℃ 温育 1 h）的平皿内，并轻轻旋转平皿，使新加入的琼脂液均匀平铺后，水平静置，待其凝固。

4. 于上述平皿中加入 1:30 稀释的补体 1.5 mL，使其均匀覆盖在琼脂表面，37℃ 孵育 30 min。

5. 取出平皿，置室温 1 h，肉眼可见溶血空斑。可用放大镜或显微镜观察计数空斑数目。

【结果分析】

每一个空斑表示一个抗体形成细胞，空斑的大小反映该细胞生成抗体的多少。

【注意事项】

不同类型的抗体，如 IgM、IgG 和 IgA，在活化补体的能力上存在差异，可对实验结果产生较大影响。IgM 抗体为五聚体，活化补体经典途径的能力最强，故此实验（直接法）检测的主要是分泌 IgM 类抗体的 B 细胞。相比之下，IgG 和 IgA 抗体的活化补体能力较弱，因而，对分泌 IgG、IgA 的 B 细胞的检测最好采用间接法。在实验过程中，为了便于观察和结果解读，可以使用联苯胺染液对琼脂平板进行染色，使琼脂呈蓝色背景，而空斑区则不着色。

第六节　循环免疫复合物测定

免疫复合物（immune complex，IC），又称抗原抗体复合物，是抗原与其相应抗体特异性结合的产物。在正常情况下，机体内的游离抗原与相应抗体结合后形成的 IC，可通过肾脏滤过或被机体的单核 - 吞噬系统清除。然而，在某些情况下，如有过多的中分子量 IC 形成，无法被及时清除时，IC 可在血管内皮丰富的部位发生局部沉积，激活补体，引发一系列连锁性的炎症反应，最终导致 IC 沉积的部位发生局部组织损伤，出现临床症状，称为免疫复合物病（immunocomplex disease，ICD）。循环免疫复合物（circulating immune complex，CIC）即指在体液中存在的抗原抗体复合物，通常，免疫复合物病的病人体内有较高浓度的循环免疫复合物。

一、聚乙二醇沉淀法

【实验目的】

1. 掌握实验原理、结果分析。

2. 熟悉操作方法步骤。

【实验原理】

聚乙二醇（polyethylene glycol，PEG）是一种环氧乙烷和水聚合后的直链大分子多糖。PEG 沉淀法是利用 PEG 在一定条件下可引起蛋白质发生可逆性沉淀，并对蛋白质的生物活性无影响的特性，选择性沉淀 CIC 后进行检测。通常分子量为 6000 的 PEG（终浓度 3%～4%）对 CIC 的沉淀具有良好的选择性，PEG 可抑制 CIC 解离，促进 CIC 进一步聚合成更大的凝聚物，使溶液浊度增加。用分光光度计测定浊度，可反映 CIC 含量。

【材料】

1. 硼酸缓冲液。

2. 4.1% PEG 溶液。

3. 微量加样器、试管等。

4. 分光光度计、普通冰箱等。

5. 待检血清。

【方法】

1. 取待测血清，加入硼酸缓冲液进行 1:3 稀释；

2. 按表 1-5，各管中加入各试样，混匀；

表 1-5　PEG 沉淀法检测 CIC

单位：mL

管号	硼酸缓冲液	4.1%PEG 溶液	1:3 稀释待检样
测定管	—	2.0	0.2
对照管	2.0	—	0.2

3. 置于冰箱中 4℃ 60 min 后，再室温孵育 10 ～ 15 min；

4. 取出后，用分光光度计于 495 nm 波长下测定吸光度 A 值，用对照管调零。

【结果分析】

1. 待测血清浊度值＝（测定管 A 值 – 对照管 A 值）×100。

2. 通常以大于正常人浊度值均值加 2 个标准差为 CIC 阳性。

【注意事项】

PEG 沉淀法方法简单，灵敏度可达 20 μg/mL，但影响因素较多，PEG 浓度、血清中的低密度脂蛋白含量、高球蛋白血症等均可影响其结果，故不能适用于抗原特异性免疫复合物的测定，仅适用于免疫复合物的筛查。

【思考】

1. 循环免疫复合物测定实验过程中，有何因素将影响实验结果？

2. 可采取什么措施保证实验的准确性？

第二章　抗体制备

抗体是机体的免疫系统接受抗原刺激后，免疫系统中的 B 细胞分化增殖为浆细胞，再由浆细胞合成和分泌的特异性免疫球蛋白，其在体液免疫应答中扮演着重要角色。抗体与相应抗原在体内外发生的特异性结合，是体内免疫治疗和体外免疫诊断的基础，因此，抗体制备显得尤为重要。根据制备方法不同，抗体制备可分为多克隆抗体制备、单克隆抗体制备和基因工程抗体制备等。本章将重点介绍多克隆抗体和单克隆抗体的制备，并简要介绍基因工程抗体制备和其他新兴抗体制备技术的基本原理。

第一节　多克隆抗体制备

抗体制备的基本步骤包括抗原制备、动物免疫及抗体的纯化和鉴定。多克隆抗体（polyclonal antibody，PAb）的制备技术相对简单，主要采用包含多种抗原决定簇的抗原进行动物免疫。由于该抗原刺激多个 B 细胞，使其克隆产生针对不同抗原表位的抗体，因此最终获得全部抗体的混合物。制备过程中，影响抗体效价高低的因素包括抗原的免疫原性、免疫方案的设计和实验动物的免疫反应性，而影响抗体特异性的因素主要是免疫用抗原的纯度。

一、家兔抗人 IgG 多克隆抗体的制备

【实验目的】

掌握多克隆抗体制备的基本流程。

【实验原理】

采用人 IgG 为抗原注射免疫家兔，激活家兔的免疫系统，刺激 B 细胞分化增殖为浆细胞，并合成分泌特异性免疫球蛋白，由于人 IgG 抗原包含多种抗原决定簇，因此将刺激多个 B 细胞，使其克隆产生针对不同抗原表位的抗体，即为多克隆抗体。

【材料】

1. 健康成年家兔（雄性，2 ～ 3 kg）、纯化 IgG（10 mg/mL）。

2. 灭菌生理盐水、弗氏完全佐剂和弗氏不完全佐剂。

3. 剪刀、镊子、注射器、动物固定架、血管夹、手术线、采血管、无菌离心管、无菌烧杯等。

【方法】

1. 耳缘静脉采血：采集家兔血液 2 ～ 5 mL，分离获取血清。在动物免疫前，应采集同一只家兔的正常血液，获取血清作为对照，以在后续抗体效价检测中作为阴性对照；

2. 抗原乳化：取纯化人 IgG 与等量弗氏完全佐剂（第一次免疫）或弗氏不完全佐剂（后续免疫）混匀，充分乳化，达到"油包水"状态；

3. 动物免疫：初次免疫采用背部皮下多点注射法，于家兔脊柱两侧选择 8 ～ 12 个注射点，每点注射抗原 0.05 ～ 0.1 mL；间隔 3 ～ 4 周后，再于上述部位选择不同点进行注射，同时在两侧腘窝处进行注射，一般需连续免疫 3 ～ 4 次。最后一次免疫也可无佐剂，以生理盐水稀释抗原后，于耳缘静脉处注射免疫；

4. 效价测定：末次免疫后 1 周，从耳缘静脉处采血，收集血清，以双向免疫扩散或间接 ELISA 法检测抗体效价，同时以免疫前兔血清作为阴性对照；

5. 大量采血：当抗体效价满足研究需求（参考值：双向免疫扩散效价＞ 1:16；间接免疫 ELISA 效价＞ 1:6400），即可大量采血，分离纯化抗体。若效价未达到要求，可继续免疫，采用生理盐水稀释人 IgG 抗原后，于家兔耳缘静脉处注射免疫，间隔 1 周后再次检测效价，直至抗体效价达到要求为止。

附血清分离法

方法一：将收集的血液装于适当容器中，并置于 37℃温箱中 1 h，再置于冰箱中 4℃

过夜，待血液凝固、血块收缩后，吸出上层血清，以 4000 r/min 离心 15 min，取上清，加入防腐剂（0.02% 叠氮钠）或等量中性甘油，分装后保存于 –20℃或 –80℃中备用。抗体效价可保持 2 年以上，但应避免反复冻融，也可将抗血清冷冻干燥后长期保存，但冻干过程中可能会丢失一部分效价。

方法二：采用促凝真空采血管采集血液，室温下斜面放置 30 min 后以 4000 r/min 离心 15 min，取上清，后续保存方法同方法一。

表 2-1　不同动物采血方法对照表

取血量	实验动物	采血部位 / 方法
少量血	大鼠、小鼠	尾静脉
	兔、狗、猫、猪、羊	耳静脉
	兔、大鼠、小鼠	眼底静脉丛
中量血	大鼠、小鼠	颈椎脱臼
	豚鼠、大鼠、小鼠	心脏
	兔	耳中央动脉
	狗、猫、猴	后肢外侧皮下小隐静脉、前肢内侧皮下头静脉
	狗、猫、兔	颈静脉
大量血	狗、猴、猫、兔	股动脉、颈动脉、心脏
	大鼠、小鼠	摘眼球
	马、牛、羊	颈静脉

【注意事项】

1. 抗原必须经弗氏完全佐剂或不完全佐剂充分乳化，且因抗原的纯度是免疫血清纯度的基础，因此，所使用的抗原需经过纯化。

2. 免疫位点的选择应尽量避免重叠或临近，否则易造成溃疡且难以愈合。

3. 实验中应注意动物伦理，遵循"3 R"原则，即代替（replace）、减少（reduce）和优化（refine）。

二、多克隆抗体纯化

常用抗体纯化方法主要有盐析、凝胶过滤、离子交换层析、亲和层析以及高效液相色谱等。这些方法各有优缺点，应根据抗体的特点、纯度要求和实验室具体条件加以选择。下面以饱和硫酸铵盐析法纯化 10 mL 免疫血清为例进行介绍。

【实验目的】

熟悉盐析法从免疫血清中纯化抗体的步骤。

【实验原理】

蛋白质分子凝集并从溶液中析出的现象称为蛋白质沉淀（precipitation），但在蛋白质溶液中加入大量的中性盐可以破坏蛋白质的胶体稳定性而使其析出，沉淀不同蛋白质所需的盐的浓度及 pH 值不同。硫酸铵就是常见的用于蛋白质盐析法的中性盐。

【材料】

1. 免疫血清。

2. 硫酸铵（分析纯），浓氨水（15 mol/L），0.9% 氯化钠溶液（生理盐水），0.15 mol/L、pH 7.4 PBS，萘氏试剂，滤纸（125 μm）等。

3. 磁力搅拌器、低温冰箱、电子天平、紫外分光光度计、烧杯、透析袋、pH 检测仪、低温离心机、移液枪等。

【方法】

1. 饱和硫酸铵溶液的配置：称取 400 ~ 425 g 分析纯硫酸铵，以 80 ~ 100℃ 双蒸水 500 ml 溶解，趁热过滤，冷却后以浓氨水调 pH 值至 7.4。注意配置好的饱和硫酸铵溶液瓶底应有大量结晶析出，保存于室温，使用前吸出所需的量，用 28% 氨水进行 pH 校正；

2. 萘氏试剂的配置：称取 11.5 g 碘化汞、8 g 碘化钾，加双蒸水至 50 mL，搅拌溶解后，加入 20% 氢氧化钠 50 mL；

3. 取 10 mL 免疫血清加入等量生理盐水稀释，混匀后置于磁力搅拌器上，边搅拌边逐滴加入 20 ml 饱和硫酸铵，使其终浓度为 50%。置 4℃ 2 h 以上，使其充分沉淀；

4. 4000 r/min，4℃ 离心 30 min，弃上清，以 20 mL 生理盐水溶解沉淀，然后加入饱和硫酸铵，使其终浓度为 33%，置 4℃ 2 h 以上；

5.重复上述第4步2次，将末次离心所得沉淀物以4 ml的0.15 mol/L、pH 7.4 PBS溶解后，装入透析袋；

6.将透析袋放入50～100倍体积PBS中，4℃充分透析除盐，期间至少换液3次，至萘氏试剂测透析外液无黄色。也可采用Sephadex G-25层析法除盐，但该法会导致抗体浓度被稀释；

7.取少量透析后的样品，适当稀释，以紫外分光光度计检测蛋白质含量，SDS-PAGE检测抗体纯度。蛋白质含量计算公式如下。

$$蛋白含量（mg/mL）=（1.45 \times A_{280\,nm} - 0.74 \times A_{260\,nm}）\times 样品稀释度$$

*注：计算公式中1.45与0.74为常数，nm为波长。

抗体分装后，置于–20℃或–80℃保存，使用时避免反复冻融。

【注意事项】

1.本部分操作应均在20℃以下环境中进行，部分环节如离心和透析过程应在4℃操作，以确保抗体的活性，防止Ig变性和降解。

2.加入饱和硫酸铵时需缓慢，避免杂质与抗体发生共沉淀，影响抗体的纯度。

三、兔抗绵羊红细胞血清（溶血素）制备

用绵羊红细胞免疫家兔可获得抗绵羊红细胞的免疫血清（含相应抗体），这种抗体能与绵羊红细胞结合并产生凝集现象，如果有补体参与，补体通过一系列的激活，最后形成膜攻击复合物（membrane attack complex），其可以直接攻击红细胞膜，导致红细胞破裂、溶解，所以此抗体又称为溶血素。

【实验目的】

制备溶血试验需要的溶血素。

【材料】

1.绵羊红细胞、家兔。

2.生理盐水、碘酒、酒精棉球、阿氏液等。

3.离心机、无菌瓶、注射器等。

【方法】

1. 采用生理盐水将绵羊红细胞稀释为 20% 的悬液；

2. 免疫动物选择健康家兔，于耳缘静脉处采集血液作为对照血液备用，后按表 2-2 进行免疫注射。

表 2-2　绵羊红细胞免疫家兔程序

免疫日程（d）	注射剂量（mL）	注射途径
1	0.5	皮下
3	1.0	皮下
5	1.5	皮下
7	2.0	皮下
9	2.5	皮下
12	2.0	耳缘静脉
15	2.0	耳缘静脉

3. 收集溶血素，于免疫注射 20 天后采血，检测其效价。若溶血素效价达 1:2000 及以上时，即可收获血清。收获的血清加 0.02% 叠氮钠防腐，4℃保存备用。

第二节　单克隆抗体制备

由单一 B 淋巴细胞克隆所产生的、只作用于一个特定抗原决定簇的均一抗体，称为单克隆抗体（monoclonal antibody，MAb）。采用细胞融合技术，使免疫的小鼠脾细胞与小鼠骨髓瘤细胞融合，形成杂交瘤细胞，从而使后者产生只针对某一特定抗原决定簇的单克隆抗体，这一技术称为 B 淋巴细胞杂交瘤技术。

在体外培养和大量增殖的小鼠骨髓瘤细胞与经抗原免疫后的纯系小鼠脾细胞融合，成为杂交细胞系，其既具有瘤细胞易于在体外无限增殖的特性，又具有抗体形成细胞合成和分泌特异性抗体的特点。将这种杂交瘤细胞作单个细胞培养，可形成单细胞系，即单克隆。利用体外培养或小鼠腹腔接种的方法，便能得到大量的、高浓度的、非常均一的抗体，其结构、氨基酸顺序、特异性等都是一致的，而且在培养过程中，只要没有变异，不同时间所分泌的抗体都能保持同样的结构与功能。

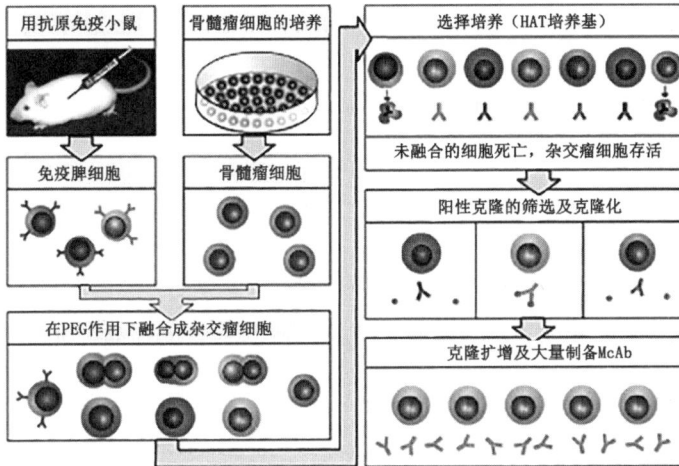

图 2-1　细胞同融合技术制备 McAb 的过程

1995 年，凯瑟琳·奈特（Katherine Knight）博士成功从转基因兔中获取了兔骨髓瘤细胞（plasmacytoma），开创了兔单克隆抗体技术。与鼠单抗相比，兔单抗具有许多优势，包括以下 3 种：①部分抗原在小鼠体内不能刺激产生免疫应答，而在兔体内有良好的免疫原性；②兔容易获得高亲和力抗体；③兔体型较大，脾脏体积也大于小鼠，能够进行更多的融合实验，获得有效的单抗概率显著提升。

单克隆抗体的制备流程包括动物免疫（immunization）、细胞融合（fusion）、杂交瘤选择性培养（selecting culture）、阳性克隆筛选（screening）、杂交瘤细胞的克隆化（cloning）、杂交瘤细胞的稳定建系和单克隆抗体的大量生产。全过程周期长，需连续实验几个月，且环节较多，需格外谨慎，本节将简要介绍重点实验环节。

一、小鼠脾脏细胞悬液的制备

动物免疫后，从其脾脏中分离 B 淋巴母细胞（浆细胞），制备免疫脾脏细胞悬液。一般取最后一次加强免疫 3 d 后的动物脾脏，此时，脾脏中的 B 淋巴母细胞比例较高，融合后得到特异性抗体的概率也较高。

【实验目的】

获取免疫后 Balb/c 小鼠脾脏细胞悬液。

【材料】

1. 免疫 Balb/c 小鼠。

2. RPMI-1640 不完全培养基、0.1% 台盼蓝染液、75% 酒精。

3. 烧杯、眼科剪刀和镊子、移液枪、玻璃平皿、不锈钢筛网（200 目）、50 mL 离心管、枪头、5 mL 或 10 mL 注射器、（以上器材均需保证无菌）血细胞计数板。

【方法】

1. 将经免疫后 Balb/c 小鼠断颈处死后，于 75% 酒精中浸泡 5 min，后于超净台内无菌开腹去除脾脏，以 RPMI-1640 培养基清洗一次；

2. 在盛有 20 mL 培养基的玻璃培养皿中放置不锈钢筛网，将脾脏移入筛网中，用注射器针栓轻轻研磨脾脏，同时吸取培养基，不断冲洗不锈钢筛网，使脾细胞全部通过网孔进入溶液中；

3. 将上述脾细胞溶液转移至 50 mL 离心管中，加入不完全培养基 15 ～ 20 mL，于 1200 r/min 离心 10 min，弃上清；

4. 用培养基将细胞沉淀重悬，洗涤离心一次后再重悬，使用台盼蓝染液染色，做活细胞计数。

【注意事项】

1. 在脾脏细胞悬液制备过程中，须全程无菌操作，以保证后续融合实验能顺利进行。

2. 脾脏细胞分离中可能混有部分红细胞，其不影响后续融合实验，可不必去除。

二、免疫细胞与骨髓瘤细胞的融合

【实验目的】

采用聚乙二醇（polyethylene glycol，PEG）融合免疫细胞与骨髓瘤细胞，得到融合细胞，为下一步选择培养基筛选融合细胞做准备。

【材料】

1. 已制备的免疫后脾脏细胞、骨髓瘤细胞。

2. RPMI-1640 不完全培养基、20% FCS-RPMI-1640 完全培养基、45% PEG（分子量 4000，含 5% DMSO）、0.1% 台盼蓝染液。

3. 96 孔板（已提前加入饲养细胞）、50 mL 离心管、移液枪、枪头、血细胞计数板。

【方法】

1. 取对数期生长的骨髓瘤细胞 SP 2/0，1000 r/min 离心 5 min，弃上清，用不完全培养基重悬细胞沉淀，混匀后用台盼蓝染液染色，细胞计数，取适量细胞，洗涤 2 次；

2. 按照骨髓瘤细胞：脾细胞 =1:10 或 1:5 的比例，取免疫后脾脏细胞，并采用不完全培养基洗涤 2 次；将两种细胞加入同一个 50 mL 离心管中，并补充不完全培养基至 30 ～ 40 mL，充分混匀；

3. 将离心管 1200 r/min 离心 8 min，弃上清，轻弹管底，使细胞沉淀松散，呈均匀糊状；

4. 室温下融合；

5. 在匀速转动离心管的同时，缓慢加入 1 mL 37℃预热后的 45% PEG 1 mL，在 1 min 左右加完，轻柔地将细胞悬液吸入枪头，静止 20 s 后，再将其缓慢吹回离心管内，吹打时间控制在 30 s 左右；

6. 稀释 PEG，5 min 内，每分钟分别加入 1 mL，2 mL，4 mL，8 mL 和 10 mL 37℃预热好的不完全培养基，从而终止细胞融合作用；

7. 800 r/min 离心 6 min，弃上清，加入适量 20% FCS-RPMI-1640 完全培养基，轻柔混匀；

8. 将细胞悬液加入已铺有饲养细胞的 96 孔板中，100 μL/ 孔，置 37℃，5% 二氧化碳培养箱中培养。

【注意事项】

1. 本方法在室温低于 20℃时，应在加入 PEG 后，将作用时间适当延长至 120 s。

2. 为避免干扰细胞融合和损伤，融合后的细胞在加入 PEG 及加入 PEG 后，操作均需轻柔缓慢。

三、融合细胞的选择性培养

小鼠脾脏细胞在体外培养条件下只能存活 5 ～ 7 d 且不能增殖，而骨髓瘤细胞增殖能力强，会干扰杂交细胞的生长，因此需在细胞融合后及时清除骨髓瘤细胞，包括未融合细胞及骨髓瘤细胞互相融合形成的同核体细胞，这一过程需要加入次黄嘌呤、氨基喋呤、胸腺嘧啶核苷（hypoxanthine-aminopterin-thymidine，HAT）选择性培养基，进行选择性培养。

HAT 选择性培养基的原理：细胞脱氧核糖核酸（DNA）生物合成是细胞正常增殖的必要条件，其通常有两条途径。其一为主要途径，由氨基酸及其他小分子化合物合成核苷酸，进而合成 DNA，本途径中，嘌呤环和胸腺嘧啶甲基的生物合成中，叶酸衍生物必不可少；另一条途径则是利用外源性核苷酸前体，如次黄嘌呤和胸腺嘧啶核苷，在相应的酶催化下合成核苷酸，该途径称为应激途径，其中所需的酶为次黄嘌呤 - 鸟嘌呤磷酸核苷转移酶（hypoxanthine-guanine phosphoribosyl transferase，HGPRT）和胸腺嘧啶核苷激酶（thymidine kinase，TK），缺乏其中一种酶，应激途径则无法进行。HAT 选择性培养基中含有次黄嘌呤（H）、氨基蝶呤（A）和胸腺嘧啶核苷（T），其中，氨基蝶呤作为叶酸拮抗剂，能够阻断 DNA 合成的主要途径，但次黄嘌呤与胸腺嘧啶核苷能够为应激途径提供外源性核苷酸前体，正常细胞内含有 HGRPT 和 TK，在其催化下，能保证 DNA 合成的正常进行。但小鼠骨髓瘤细胞通过前期筛选，为 HGRPT 或 TK 缺乏的细胞突变株，因此，在经过融合的细胞群体中，仅有杂交瘤细胞同时具备 DNA 正常合成和无限增殖能力，可在选择性培养基中不断增殖，为后续单克隆抗体的获得提供基础。

基于此，在细胞融合后的 24 h 内，需添加 HAT 选择性培养基，该培养基现有商品化试剂，使用时以 20% FCS-RPMI-1640 稀释试剂稀释即可。

四、单克隆细胞株的筛选与克隆化

在选择性培养后获得的杂交瘤细胞中，仅有极少数能够分泌针对抗原的特异性抗体，因此必须通过筛选获得阳性杂交瘤细胞。此外，由于制备 MAb 采用的抗原特性各异，原则上应根据抗原的特性选择不同的筛选方法，目前常用的方法包括酶联免疫吸附试验（enzyme-linked immunosorbent assay，ELISA）、免疫组织化学染色技术（Immunohisto-chemistry，IHC）、免疫荧光分析技术（Immunofluorescence assay，IFA）、流式细胞术（flow cytometry，FCM）等，间接血凝试验和放射免疫测定因为敏感度低和放射性核素污染已被逐渐淘汰。通过对培养杂交瘤细胞的上清进行检测，确定阳性孔，进行后续试验。

筛选获得阳性株后，需尽快进行克隆化，以获得能够稳定分泌抗体的细胞系，克隆化的方法很多，包括有限稀释法、软琼脂培养法、单细胞显微操作法和流式细胞仪分选法等。下面以最常用的有限稀释法为例进行介绍。

【材料】

1. 已制备的阳性克隆细胞。

2. RPMI-1640 不完全培养基、20% FCS-RPMI-1640 完全培养基、含 $1 \times HT$ 的 20% FCS-RPMI-1640 完全培养基。

3. 96 孔板（已提前加入饲养细胞）、50 mL 离心管、移液枪、枪头、血细胞计数板等。

【方法】

1. 于克隆化前一天或当天制备饲养细胞并提前铺入 96 孔板，若为第一次克隆化，则需加入含 HT 的培养基；

2. 在显微镜下吸取阳性克隆细胞，将其置于离心管中，轻柔吹打混匀，并计数；

3. 取约 100 个细胞移入 10 mL 20% FCS-RPMI-1640 完全培养基，混匀后加入含饲养细胞的 96 孔板中，100 μL/ 孔，平均每孔 1 个细胞；

4. 置于 37℃，5% 二氧化碳培养箱中培养，4～5 d 后，于倒置显微镜下观察，可见细胞克隆形成，约 7～9 d，96 孔板底部有肉眼可见的细胞克隆集落形成，此时应进行抗体检测；

5. 选择抗体检测中为阳性的孔重复上述步骤，直至所有检测孔均为阳性为止。

【思考问题】

1. 克隆化过程中，加入饲养细胞的原因是什么？

2. 在不同阶段，分别选择 HAT 培养基和 HT 培养基的原因是什么？

第三节　基因工程抗体简介

20 世纪 80 年代后期，随着分子生物学的发展，利用基因工程技术对天然抗体进行人为改造的技术逐渐成熟，为抗体药物研发带来新希望。基因工程抗体主要包括嵌合抗体、人源化抗体、完全人源抗体、单链抗体、单域抗体和双特异性抗体等。以上基因工程抗体均涉及基因工程相关技术，在此只做简略介绍。

一、嵌合抗体

嵌合抗体（chimeric antibody）是最早制备成功的基因工程抗体，由鼠源抗体的 V 区基因和人抗体的 C 区基因拼接为嵌合基因，然后插入载体，转染至骨髓瘤细胞中表达抗体分子，嵌合抗体减少了鼠源成分，降低了鼠源成分引起的人体不良反应，使抗体能发挥更好的疗效。

优点：①保留了原本鼠源抗体的高特异性和高亲和力，减少了不良反应的发生；②Fc 段为人源的，因此可激发机体针对免疫球蛋白的生物学效应，如抗体依赖性细胞介异的细胞毒性（antibody dependent cell-mediated cytotoxicity，ADCC）试验、补体依赖性细胞毒性（complement dependent cytotoxicity，CDC）等反应的发生；③可根据目的不同选择需要的 C 区，以利用其生物学功能和理化性质；④操作简单，能大量生产。

缺点：嵌合抗体中仍保留有 30% 左右的鼠源抗体，此在机体中依然容易引起抗小鼠反应。

二、人源化抗体

人源化抗体（humanized antibody）的构建过程就是互补决定区移植的过程，将鼠源性抗体的抗体互补决定区（complementarity determining region，CDR）移植至人抗体的相应部位，从而使抗体的人源化程度提升至 90% 以上，极大地减轻抗小鼠反应。

三、完全人源抗体

完全人源抗体使用基因敲除技术敲除小鼠 Ig 基因，用人的 Ig 基因取代。获得该小鼠的免疫后淋巴细胞，进行杂交瘤实验，即可获得产生完全人源化抗体的阳性克隆细胞。但该技术制备难度大，这限制了完全人源化抗体的应用。

四、单链抗体

单链抗体（singel chain antibody fragment，ScFv）是将抗体轻链和重链的 V 区通过 15 ～ 20 个氨基酸的连接肽（linker）连接形成的一种抗体。

优点：①穿透性强，易于进入局部组织发挥作用；②免疫原性小，可减轻人抗鼠的免疫反应；③半衰期短，易清除；④可由适当的大肠杆菌进行批量生产。

缺点：①稳定性较差，易形成多聚体，无法发挥功能；②功能单一，虽可与抗原结合，但因缺少 Fc 段，无法发挥免疫球蛋白的其他生物学效应，如 ADCC 效应等；③亲和力低。

五、单域抗体

在一些动物体内存在着特殊的抗体分子，这种抗体分子仅由重链构成，且其亲和力与传统抗体相当，因此，这些重链抗体的单独可变区有很强的结合能力，被称为单域抗体，因其体积小，也被称为纳米抗体（nanobody）。如骆驼科动物产生的重链抗体可变区（variable domain of heavy chain antibody，VHH）具有许多传统抗体无法媲美的优点，如易于免疫；可识别传统抗体无法识别的隐藏表位；仅具有重链且属于同一家族，因此构建文库时易于克隆且多样性强；天然存在，稳定性与可溶性好等。

六、双特异性抗体

双特异性抗体（bispecific antibody，BsAb）也称双功能型抗体。其拥有两个不同的抗原结合位点，可同时结合两个不同的抗原表位，提高抗体的选择性和功能性亲和力；也可分别结合抗原表位和效应细胞，增强其细胞毒性，减少开发和临床试验成本。双特异性抗体的制备方法有化学偶联法、双杂交瘤融合法和基因工程法等。

第四节　抗体鉴定

在获取纯化后的多克隆抗体，或制备得到可分泌特异性单克隆抗体的杂交瘤稳定细胞系后，均须对获得的抗体进行鉴定，才能更好地进行应用。多克隆抗体及单克隆抗体的鉴定类似，采用的方法可通用，一般包含抗体效价的鉴定和抗体特异性的鉴定，前者多采用间接 ELISA 法，后者多采用 ELISA、间接荧光试验（indirect immunofluorescent assay，IFA）、免疫组织化学（immunohistochemistry，IHC）或流式细胞术（flow cytometry，FCM）等。但有些指标的鉴定具有单克隆抗体的特殊性，如对 mAb 的 Ig、亚类及型进行鉴定，常采用胶体金试纸法、双向琼脂扩散法、ELISA 法等。以下我们简要介绍竞争性 ELISA 法测定 MAb 的亲和常数。

一、竞争性 ELISA 测定单克隆抗体亲和常数

【实验目的】

明确制备得到抗体的亲和力。

【实验原理】

抗体亲和力是指抗体与抗原或半抗原结合的牢固程度，其高低是由抗原分子的大小、抗体分子的结合位点与抗原决定簇之间立体构象的合适程度决定的。亲和力一般以亲和力常数 K 表示，K 的单位是 L/mol，通常，K 的数值范围在 $10^8 \sim 10^{10}$ L/mol。目前检测亲和力的方法包括 RIA 竞争结合实验、ELISA 法或生物传感技术等。其中，ELISA 法操作简单，无需特殊设备。

【材料】

1. 待测 McAb，纯化后的特异性抗原。

2. HRP 标记的兔（羊）抗鼠 IgG 抗体、封闭液（含 0.5% ~ 1% BSA 的 PBS）、稀释液（含 0.1% BSA 的 PBS）、洗涤液（含 0.05% ~ 0.1% Tween20 的 PBS，pH=7.2）。

3. 其他常规 ELISA 试剂及器材。

【方法】

1. 取适宜浓度的纯化抗原包被 ELISA 板，100 μL 每孔，4℃过夜；

2. 洗涤后，加入封闭液，200 μL 每孔，37℃孵育 30 ~ 60 min；

3. 将倍比稀释后的抗原与一定浓度的 McAb 分别混合，4℃过夜，使反应达到平衡；

4. 将平衡后的抗原抗体复合物加入上述已用抗原包被并封闭过的 ELISA 板中，100 μL 每孔，37℃孵育 60 min；

5. 洗涤后，加入底物（TMB）溶液，100 μL 每孔，37℃避光显色 20 min；

6. 2 mol/L 硫酸终止反应，于 450 nm 波长处测定各孔的光吸收值（A 值）；

7. 根据以下公式计算 McAb 的亲和常数（K），其中，A_0= 无抗原时的 A 值；A= 采用不同浓度抗原时的 A 值；a_0= 抗原总量；K= 亲和常数

$$\frac{A_0}{A_0-A} = 1 + \frac{K_0}{a_0}$$

【注意事项】

1. 本实验中采用的抗原必须为纯化抗原，且需求量较大，抗原、抗体混合作用时，抗原浓度须高于抗体浓度 10 倍以上。

2. 本实验需要进行预实验，确定抗原包被浓度、被测抗体浓度以及酶标抗体浓度，以选择适合的工作液浓度。

第三章 免疫细胞分离

免疫细胞（immunocyte）是免疫应答中的关键参与者，其包括淋巴细胞（T淋巴细胞、B淋巴细胞及NK细胞）、抗原提呈细胞（单核细胞、巨噬细胞及树突状细胞）以及多形核白细胞等。这些细胞在机体的免疫功能中发挥着关键作用，其数量和功能状况直接关系到免疫系统的有效性。为了深入研究免疫细胞及其亚群，分离和制备免疫细胞成为免疫学研究和临床应用中的核心技术之一。

常规细胞分离技术如外周血单个核细胞密度梯度离心法和白细胞低渗分离法被视为最基本、最传统的分离技术，因其经济、简便、实用的优势，在推动免疫学研究的发展方面发挥着重要作用。随着免疫学研究的深入，免疫细胞分离技术正朝着更为精细和高效的方向发展。新技术如免疫细胞亚群分选和流式细胞分选得到了迅速发展，对免疫细胞亚群甚至微量免疫细胞的分离和鉴定得以实现。研究者应根据研究需要、实验室条件和目标免疫细胞的特性，选择最适合的免疫细胞分离方法。这些技术的不断进步推动了免疫学研究进入新的高度，为深入理解机体免疫应答提供了关键支持。

第一节 人外周血单个核细胞的分离

外周血单个核细胞（peripheral blood mononuclear cell，PBMC）是免疫学实验中常用的细胞群，主要包括淋巴细胞和单核细胞。这些细胞在免疫研究中具有重要作用，特别是在T、B细胞的分离和纯化中发挥关键作用。对于人类，PBMC通常来源于外周血，而对于动物，如大鼠和小鼠，单个核细胞（mononuclear cell，MNC）则多数从脾脏或淋巴结等淋巴组织中分离获取。

密度梯度离心法是分离 PBMC 的常用方法，通过使用密度介质，如聚蔗糖 - 泛影葡胺（ficoll-hypaque）和聚乙烯吡咯烷酮包被的硅胶混悬液（percoll），可以实现对淋巴细胞和单核细胞等单个核细胞的有效分离。外周血中各类细胞密度不同，因此选择一种密度接近单个核细胞的介质，利用不同密度细胞在介质中沉降速度不同的原理，通过离心的方式，使外周血细胞在介质中形成密度梯度，分布在介质中的不同层面，从而达到分离的目的。

在实际应用中，Ficoll-Hypaque 分层液是一种常用的分离液，其密度为 1.077 ± 0.001，适用于人外周血单个核细胞的分离。对于大鼠、小鼠和马等动物，选择密度分别为 1.083、1.088 和 1.090 的分层液。这些分层液具有等渗、无毒、不溶于血浆等特点，是免疫学实验的可靠工具。

【实验目的】

1. 掌握其原理及操作方法；

2. 熟悉其意义及应用。

【实验原理】

人外周血中，血小板密度为 $1.030 \sim 1.035$ g/mL，单个核细胞的密度为 $1.076 \sim 1.090$ g/mL，粒细胞密度为 1.092 g/mL 左右，红细胞密度为 1.093 g/mL 左右，因此选择密度（1.077 ± 0.001）g/mL 的 Ficoll-Hypaque 分层液，通过离心的方式，使外周血细胞在介质中形成密度梯度，各物质分布在介质中的不同层面，从而达到分离的目的。水平离心后，离心管中出现不同层次的液体和细胞带。PBMC 因密度略低于分层液，主要位于分层液和血浆的分界面上，收集此层细胞，即可获得较高纯度的单个核细胞。

【材料】

1. 肝素抗凝人全血。

2. Ficoll-Hypaque 分层液、Hanks 液（无钙镁，pH 7.2 ~ 7.4）、1000 U/mL 肝素溶液〔2 mL 血约需 0.025 mL（约 1 滴）〕、10% 的 FCS RPMI-1640 培养液、台盼蓝染液等。

3. 水平式离心机、显微镜、细胞计数板等。

【方法】

1. 将肝素抗凝人全血先作白细胞计数，然后取 2 mL 加入等量 Hanks 液，混匀；

2. 取分离液 2 mL 至离心管中。用滴管将稀释血液 3 ~ 4 mL 沿管壁徐徐加入离心管，使血液平铺于淋巴细胞分离液之上，使二者之间有一清晰的界面；

3. 置水平式离心机中，2000 r/min 离心 20 min，取出后可清楚地看到离心管中的不同层面，如图 3-1 所示；

4. 用滴管轻轻插到白膜层，吸出该层细胞，移入另一试管，加 1 滴肝素及 Hanks 液混匀，1500 r/min 离心 10 min。弃上清，将试管底部细胞混匀，再加入 Hanks 液，洗涤 2 次；

5. 最后一次弃上清后，将细胞悬液体积还原至 1 mL，取样，分别记录单个核细胞数和淋巴细胞数。计算单个核细胞回收率及淋巴细胞纯度；

6. 细胞活力鉴定：取 2 滴细胞悬液，加 1 滴 20 g/L 台盼蓝水溶液混匀，静置 5 min后取样做湿片镜检。但染料可渗入死亡细胞使细胞呈蓝色，活细胞排斥染料不被着色。正常情况下，活细胞的比例应不少于 95%。

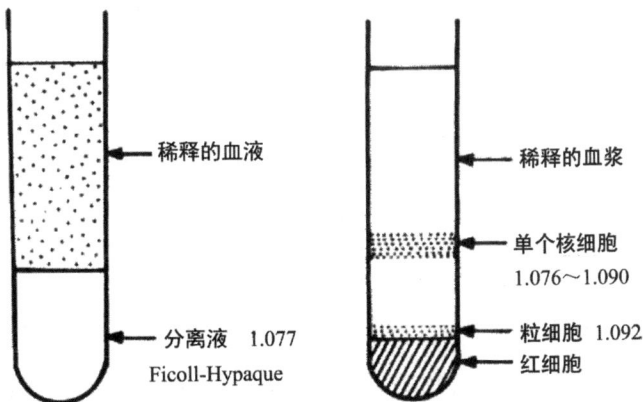

图 3-1　密度梯度离心法分离外周血单个核细胞示意图

【注意事项】

1. 为了提高细胞得率并避免红细胞的混入，分离人体外周血常采用比重为 1.077 ±0.001 的分层液。

2. 在分离单个核细胞的过程中，加入稀释血液至分层液时，需轻柔操作，确保分层液与血液的界面清晰，避免冲散液面，影响分离结果。

3. 分离单个核细胞后，务必进行细胞活力检测，活细胞数量过低可能影响某些实验的进行。

第二节　T、B 淋巴细胞分离

　　进行 T 淋巴细胞和 B 淋巴细胞分离的方法有很多，一般应根据实验的目的及所需细胞的种类、纯度及数量等要求来确定采用何种方法。常用的方法包括 E 花环形成分离法、尼龙纤维柱分离法以及免疫磁珠法等。以下介绍前两种方法。

一、E 花环形成分离法

【实验目的】

　　1. 熟悉本实验的原理、操作方法。

　　2. 熟悉实验的应用。

【实验原理】

　　淋巴细胞与用溴化二氨基异硫氢化物（β-aminoethylisothiuronium bromide hydrobromide，AET）处理的绵羊红细胞（SRBC）混合后，全部 T 淋巴细胞均能通过其表面的 E 受体吸附处理后的 SRBC，形成牢固稳定而巨大的 E 花环（AET-E 花环）。再经分层液分离时，形成 AET-E 花环的 T 细胞位于试管底部，而 B 淋巴细胞则留于分层液界面。取出形成 E 花环的 T 淋巴细胞，用低渗溶液溶解吸附在 T 细胞周围的 SRBC，便可获得纯 T 淋巴细胞，而 B 淋巴细胞可直接取自分层液的界面，从而可将 T、B 淋巴细胞分离开。

【材料】

　　1. 肝素抗凝人全血。

　　2. Ficoll-Hypaque 分层液（相对密度 1.077 ± 0.001）、pH7.2 的 NH_4 Cl-Tris 缓冲液、pH 9.0 的 AET 溶液（0.14 mol/L）、SRBC、Hanks 液、含 10% 小牛血清的 RPMI-1640 培养液等。

　　3. 水平式离心机、水浴箱等。

【方法】

　　1. 取 AET 溶液 4 份，加入 1 份已洗过的压积 SRBC，混匀后 37℃水浴 15 min，每隔

5 分钟摇匀 1 次，用 Hanks 液洗 5 次，最后配成 10%AET-SRBC 悬液，再用含 10% 小牛血清的 RPMI-l640 培养液稀释至 1%；

2. 将抗凝血用分层液密度梯度离心法分离淋巴细胞，除去单核细胞；

3. 加等量 AET-SRBC，混合，37℃水浴 10 min，1000 r/min 低速离心 5 min 后，移至冰箱 4℃放置 1 ～ 2 h；

4. 取出轻轻摇晃，使液体悬浮，再用分层液分离，于 4℃下 2000 r/min 离心 20 min，E 花环细胞和 SRBC 沉于管底，B 细胞浮于分层液界面上；

5. 收集 B 细胞，再经第 2 次 E 花环试验，重复 1 次密度梯度离心，可得出进一步纯化的 B 细胞，纯度在 90% 以上；

6. 合并 2 次 E 花环细胞，用 Hanks 液洗 1 次后，加入 $NH_4 Cl$-Tris 缓冲液或以双蒸水低渗裂解 E 花环细胞周围的 SRBC，用 Hanks 液洗细胞 1 次，配制成所需浓度，即可获得较纯的 T 淋巴细胞。

【结果分析】

此法所获 B 细胞的纯度可达 90% 以上。T 细胞的测定活力在 95% 以上，纯度鉴定可达 90% 以上。亦可再进行进一步的纯化。

【注意事项】

1. pH7.2 $NH_4 Cl$-Tris 缓冲液必须即时配制，不可久存。

2. 配成的 10%AET-SRBC 悬液，应置 4℃保存，保存期不得超过 5 天。临用时再用含 10% 小牛血清的 RPMI-l640 培养液稀释至 1%。

二、尼龙纤维柱分离法

【实验目的】

熟悉本实验的原理、操作方法及应用。

【实验原理】

尼龙纤维即聚酰胺纤维，B 淋巴细胞、单核细胞、粒细胞具有易黏附于尼龙纤维表面的特性，而 T 细胞因无黏附作用，所以单个核细胞的细胞悬液通过尼龙纤维柱流出的细胞均为 T 细胞，故可利用这一特性将 T 细胞从单个核细胞中分离出来。

【材料】

1. 单个核细胞悬液（自外周血分离，分离方法见前）。

2. 尼龙纤维柱、Hanks 液、10% 小牛血清（FCS）-Hanks 液等。

3. 水平式离心机、37℃温箱、聚乙烯塑料管（直径 0.5 cm，长 10 ～ 15 cm）、封口钳、剪刀、镊子、玻璃纸、细胞计数板等。

【方法】

1. 制备尼龙纤维柱

（1）将镊子在酒精灯上烧热，用玻璃纸包住聚乙烯软管的一端，以 30°的角度将尼龙管封住，灌满 Hanks 液；

（2）将尼龙纤维清洗梳理，用小镊子装入软管中。尼龙纤维应分布均匀，管内无气泡；

（3）在封口处剪一小口，使液体流速为 60 滴 / 分；

（4）用 37℃预温的 10%FCS-Hanks 液冲洗尼龙纤维柱 3 ～ 4 次，放 37℃温箱备用。

2. 分离单个核细胞

用 Ficoll-Hypaque 分层液分离外周血单个核细胞，并配制成浓度为 2 ～ 3×10^7/mL 的细胞悬液。

3. 细胞过柱

取 lmL 细胞悬液垂直滴加于制备好的尼龙纤维柱中，使细胞悬液处于尼龙纤维柱的中段，横放尼龙纤维柱，在上端加少许 Hanks 液以防柱子干涸。置 37℃温育 45 ～ 60 min。

4. 收集 T、B 细胞

取出尼龙纤维柱，垂直放入 10 mL 圆底试管，用 37℃预温的 10% FCS-Hanks 液冲洗尼龙纤维柱，收集富含 T 细胞的柱液 5 mL。再冲洗，弃去 10 mL 液体。将柱垂直放入另一试管，用预热的 10%FCS-Hanks 液边冲洗边挤压尼龙毛柱，收集富含 B 细胞的柱液 5 mL，将富含 T、B 细胞的柱液分别离心沉淀，还原至 lmL，取样，计数并调整至所需的细胞浓度。

【结果分析】

本法是实验室常用的分离方法之一，方法简便、快速，可获得较纯的 T 细胞。获得的 T 细胞纯度可达 80% ～ 90%，B 细胞纯度可达 70% ～ 80%。如将尼龙纤维柱分离法配合 E 花环形成分离法，所得细胞纯度可达 99% 以上，细胞活力可达 90% 以上。可用 CD4 单抗（也可用 E 花环形成分离法）鉴定 T 细胞纯度，用抗 Ig 荧光抗体法鉴定 B 细胞纯度，用台盼蓝排除试验鉴定细胞活力。

【注意事项】

1. 尼龙纤维柱的质量直接影响到分离的效果。尼龙纤维必须洁净，尼龙纤维柱应均匀、松散、连续、不留气泡。装柱的长度应与分离的细胞量成正比，一般柱高 6 cm，可有效过滤 2 ～ 3×10^7 个细胞。

2. 柱底开口的大小要适宜。口径太小流速太慢，T 细胞冲出不全，细胞得率减少，并影响 B 细胞的纯度；口径过大易将 B 细胞冲出，又使收获的 T 细胞纯度降低。

3. 用手挤压尼龙纤维柱时，注意柱内一定要充满液体。注意不可用力过重，否则会损伤 B 细胞，还会将黏附力大于 B 细胞的单核细胞也随之挤下；用力过轻则使 B 细胞流出不全。

4. 冲洗尼龙纤维柱时应注意保持溶液及环境的温度。温度过低，B 细胞和单核细胞易脱落，会导致 T 细胞纯度下降，B 细胞得率降低。

第三节　树突细胞分离

树突状细胞（dendritic cell，DC）是一类贴壁细胞，其细胞形态呈现不规则的轮廓，具有分枝状突起。树突状细胞除了存在于外周淋巴器官如脾脏和淋巴结中外，也可以在外周血中被发现。为了在体外研究 DC 的功能，需要对体内的 DC 进行分离和纯化。目前，分离纯化 DC 的方法主要有两种：一是基于细胞的物理性状，例如贴壁法；二是基于细胞表面标记的分离方法，如磁珠分选法（magnetic cell separation system，MACS）和流式细胞荧光分选技术（Fluorescence activated Cell Sorting，FACS）。本节主要介绍人外周血树突状细胞贴壁法的分离纯化。

【实验目的】

1. 掌握树突状细胞分离的原理。

2. 熟悉操作方法及应用。

【实验原理】

DC 具有轻度的黏附特性。通过将外周血样品加入培养皿中，经过一定时间（通常为 24 小时内）的培养，DC 会自动从塑料平皿表面脱落下来，而单核细胞和巨噬细胞则会持续黏附在培养皿上。利用这一特性，可以实现 DC 的有效分离。

【材料】

1. 24 小时内获得的白细胞。

2. RPMI-1640 培养液、HBSS、FBS、14.5% 的碘肽酰胺葡胺溶液、Ficoll-Hypaque 溶液、4℃预冷的 PBS（pH7.2 ～ 7.4）等。

3. 倒置显微镜、15 mL 和 50 mL 离心管、100 mm 细胞培养皿等。

【方法】

1. 将新鲜的肝素化血样置于 50 mL 离心管中，加入等量 PBS。对于通过白细胞成分采集得到的白细胞，其血样与 PBS 以 1:4 比例稀释，混匀；

2. 用移液管吸取 Ficoll-Hypaque 溶液（每 10 mL 血样 /PBS 混合液加入 3 mL Ficoll-Hypaque 溶液）。将移液管伸入样品管底部，缓缓地将 Ficoll-Hypaque 溶液加入血样 /PBS 混合液底部。在 18 ～ 20℃，2500 r/min 持续离心 30 min。注意启动时应缓慢加速；

3. 吸弃含血浆和大部分血小板的最上层，小心地将中层的单个核细胞移入新的离心管。加入适量（达到细胞层 3 倍体积的量）的 HBSS 洗细胞，在 18 ～ 20℃，1500 r/min 离心 10 min，弃上清。重复洗涤细胞后，用完全 RPMI-1640 培养液调整细胞浓度为 1×10^7 个 /mL；

4. 将单个核细胞悬液铺 100 mm 细胞培养皿中，每板 10 mL（$\leqslant 1\times10^8$ 个细胞）。37℃孵育过夜；

5. 轻轻晃动培养皿，收集未贴壁细胞。沿皿壁向培养皿中加入预热的培养基，轻轻晃动培养皿，收取残留的未贴壁细胞。重复洗涤 3 遍。将所有的未贴壁细胞置于新的培养皿中孵育 30 min 后，轻轻旋动培养板，获取未贴壁细胞。若有需要可以重复一次；

6. 室温 1000 r/min 离心，弃上清，用完全 RPMI-1640 培养液重悬细胞。计数并调整细胞浓度为 $1×10^7$/mL；

7. 室温下，在 15 mL 锥底离心管中加入 4 mL 14.5% 的无菌碘肽酰胺葡胺溶液，将 8 mL 细胞悬液缓慢加在碘肽酰胺葡胺溶液上，形成一明显界面。室温 2000 r/min 离心 10 min。注意缓慢加速；

8. 将无菌 pasteur 吸管伸入培养基中，小心地收集液面交界处的细胞以及顶部约 1 mL 的碘肽酰胺葡胺；

9. 将细胞移入新的 50 mL 锥底离心管，加入至少 2 倍体积的预冷 PBS，轻柔混匀；

10. 1500 r/min 离心 10 min。用完全 RPMI-1640 培养液洗涤细胞 2 次，台盼蓝拒染法计数活细胞，用完全 RPMI-1640 培养基重悬并调整细胞浓度为 $1×10^7$ 个 /mL；

11. 再次将细胞悬液铺于 100 mm 细胞培养皿上，进一步去除单核细胞，每板 10 mL 悬液。37℃孵育 1 h。轻轻晃动培养板，收取悬浮细胞，即为树突状细胞。

【结果分析】

1. 成功分离的树突状细胞应该可在显微镜下观察到，其具有树突状突起。

2. 可以通过流式细胞仪分析树突状细胞的表面标记物表达情况，以验证其纯度和特异性。

【注意事项】

1. 实验过程中需要严格遵守无菌操作规范，避免细胞样本污染。

2. 分层液的使用应注意安全和操作规范。

3. 在离心过程中，应注意避免产生气泡，以保证分离效果。

第四节　巨噬细胞分离

固有免疫系统中的巨噬细胞在识别相应病原体后，通过上调细胞表面共刺激分子的表达，分泌多种细胞因子和趋化因子，发挥天然抗感染及抗肿瘤效应。除此之外，巨噬细胞还能吞噬损伤的细胞及其碎片。

【实验目的】

1. 掌握巨噬细胞分离的原理。

2. 掌握操作方法及应用。

【实验原理】

小鼠等动物的巨噬细胞天然存在于腹腔中，可直接从腹腔渗出液中获取。

【材料】

1. 小鼠。

2. 3% 蛋白胨、70% 乙醇、含 5% FBS 的 DMEM、Diff-Quik 染液。

3. 25 G 针头、6 mL 和 30 mL 注射器、镊子、平头外科剪、19 G 针头、50 mL 离心管等。

4. 离心机、细胞甩片机等。

【方法】

1. 在小鼠腹腔注射 1 mL 的 3% 蛋白胨，每天 1 次，连续 3 天。麻醉小鼠后，以颈椎脱臼方式处死小鼠；

2. 用 70% 乙醇消毒小鼠腹部。用无菌剪开腹部毛皮，用镊子夹住腹部毛皮，向两边撕开，暴露完整腹膜；

3. 将 19 G 针头装在 30 mL 注射器上，吸取 10 mL 预冷的腹腔灌洗液（5% FBS 的 DMEM）。针尖斜面向上，在腹中线处刺透腹膜，将灌洗液注入腹腔。轻揉小鼠腹部数次，静置 3 ~ 5 min；

4. 注射器针尖斜面向下，轻轻挑起腹膜，慢慢吸回腹腔灌洗液（每只小鼠约吸回 8 mL）。将腹腔灌洗液加入冰上预冷的 50 mL 离心管中；

5. 取 20 μL 腹腔灌洗液，作细胞计数；

6. 取 0.2 mL 腹腔灌洗液，加入细胞甩片机中。600 r/min 离心 6 min，制备细胞甩片。风干后，进行 Diff-Quik 染色，计数；

7. 将剩余的腹腔灌洗液，于 4℃，150 ~ 200 r/min 离心 10 min，弃上清，轻弹管底，混匀细胞。加入 5% FBS 的 DMEM 重悬接种，37℃静置培养。

【结果分析】

37℃静置培养 2 ~ 3 h 后，洗去未贴壁细胞，余下的贴壁细胞即为巨噬细胞。

【注意事项】

1. 细胞培养所接触的试剂和器材应无菌。

2. 由于巨噬细胞对内毒素非常敏感，所用试剂应不含内毒素。

3. 巨噬细胞可与多种材质的器皿相黏附，为确保有效分离到巨噬细胞，实验时应使用聚丙烯材料制品。

4. 所有试剂和细胞均应置4℃备用。

第五节　自然杀伤细胞分离

自然杀伤细胞（natural killer cell，NK）是一类非特异性免疫细胞，是固有免疫系统的重要组成部分。NK细胞在抗肿瘤、抗感染和免疫调节等方面发挥着重要作用。

NK细胞通常从人体外周血或小鼠脾脏单个核细胞中制备和分离。根据NK细胞的特征，如比重、表型以及生物学功能，已建立了多种分离NK细胞的方法。其中包括Percoll密度梯度分离法、补体裂解法，以及免疫磁珠法或流式细胞术分选法等。目前，这些方法大多已有相应的商品化试剂盒，具有较好的分离效果和重复性。本节主要介绍免疫磁珠法分离NK细胞。

【实验目的】

1. 熟悉自然杀伤细胞分离的原理。

2. 掌握操作方法及应用。

【实验原理】

免疫磁珠法（magnetic cell separation system，MACS）是一种利用细胞表面标志分子进行细胞分离和纯化的方法。NK细胞的表型特征为$CD56^+CD16^+$，在MACS中，将NK细胞表面标志分子CD16抗体与磁珠结合，形成磁性免疫复合物。这些复合物会留在磁珠中，而不表达CD16表面抗原分子的其他细胞则无法与磁珠结合，因此无法在磁场中停留，被洗脱，从而实现了对$CD16^+$的NK细胞的分离和纯化。原理如图3-2。

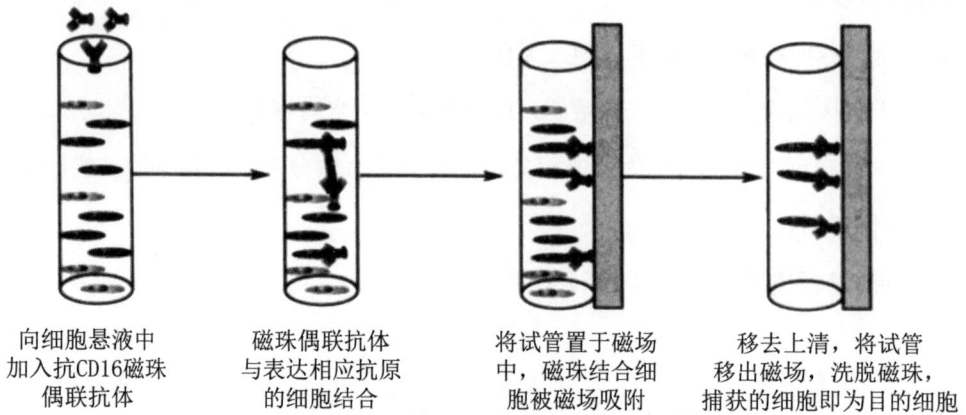

向细胞悬液中
加入抗CD16磁珠
偶联抗体　　　磁珠偶联抗体
　　　　　　与表达相应抗原
　　　　　　的细胞结合

将试管置于磁场
中，磁珠结合细
胞被磁场吸附

移去上清，将试管
移出磁场，洗脱磁珠，
捕获的细胞即为目的细胞

图 3-2　免疫磁珠分离法示意图

【材料】

1. 外周血单个核细胞悬液。

2. 10%FCS-RPMI-1640 培养液、含 1% 小牛血清白蛋白的磷酸盐缓冲液（1%BSA-PBS）、鼠源性抗 CD16 单克隆抗体。

3. 羊抗小鼠 IgG 包被磁珠、离心机、MS 柱及磁铁架。

【方法】

1. 单个核细胞悬液的制备：用 Ficoll-Hypaque 法分离外周血单个核细胞悬液；

2. 除去黏附的单核细胞和 B 细胞：用 10% FCS-RPMI-1640 调单个核细胞悬液浓度为 4×10^6/mL，加入无菌塑料平皿，37℃，5% 二氧化碳培养 2 h。培养 2 h 后，收集上清液，除去粘附于塑料平皿的单核细胞和 B 细胞。上清液与含 10% 血清 RPMI-1640 液预孵育 1 h 后过尼龙纤维柱，上清液中剩余的单核和 B 细胞粘附在尼龙棉柱上，用培养液洗柱，收集洗下的 T 细胞和 NK 细胞；

3. 磁珠分选 NK 细胞：将上一步得到的 T 细胞和 NK 细胞混合液用磁珠法进行分离；（具体参照试剂盒说明书）

4. 取 1% BSA-PBS10 mL，1500 r/min 离心 8 min，洗涤 2 次。将上述细胞在 1.5 mL 离心管中重悬，置于 4℃ 备用。将抗 CD16 单抗加入细胞中（终浓度为 10 μg/mL），4℃ 或冰浴孵育 30 分钟；

5. 1%BSA-PBS 2000 r/min 离心 1 min，洗涤 2 次；

6. 用 0.8 mL 1%BSA-PBS 将上述细胞在 1.5 mL 离心管中重悬，加入 200 μL 羊抗小鼠 IgG 包被的磁珠，4℃或冰浴孵育 30 分钟，并每 5 min 混匀一次；

7. 1% BSA-PBS 2000 r/min 离心 1 min，洗涤 2 次。1 mL 1% BSA-PBS 离心管中重悬细胞，室温备用；

8. 将经 1% BSA-PBS 预洗的 MS 柱安装于磁铁架上，加入上述制备的细胞悬液。待悬液全部流出后，用 1 mL PBS 轻洗 MS 柱 10 次；

9. 从磁铁架上取下分离柱，用 3 mL 1% BSA-PBS 冲洗磁珠结合的细胞，重复冲洗 3 次，1500 r/min 离心 5 min，取适量体积 1% BSA-PBS 重悬细胞，置于 4℃备用。

【结果分析】

免疫磁珠法分离的细胞需进行 NK 细胞的活性和纯度的鉴定。通常采用流式细胞术检测细胞纯度，标记 7- 氨基放线菌素 D（7-Aminoactinomycin D，7-AAD）或碘化丙啶（Propidium Iodide，PI）检测细胞活力。

【注意事项】

1. 使用前，磁珠应充分洗涤，以排除防腐剂及保护剂的干扰。

2. 每一步反应结合后的细胞收集，应充分洗涤材料，防止抗体细胞之间的非特异性结合。

3. 上分离柱前，特别是消化分离的贴壁培养细胞，应充分混匀，避免出现细胞团块。

4. 抗体包被磁珠与死细胞常有非特异性结合，因此应尽量使用新鲜分离的细胞。

5. 用分离柱分选中，细胞悬液加入时应防止产生气泡，避免分离柱被气泡阻滞。

6. 分选细胞量应在说明书推荐的使用范围内，避免过多或过少。

7. 孵育时间和温度应按说明书进行，延长孵育时间、提高温度会增加非特异性结合的可能。

第六节　淋巴细胞片的制备

【实验目的】

掌握淋巴细胞片的制备方法。

【实验原理】

将分离得到的淋巴细胞通过冷丙酮固定，将悬浮液滴加至载玻片上，形成薄层，以满足显微镜下观察淋巴细胞形态的目的。冷丙酮固定细胞是通过沉淀蛋白质，破坏细胞膜结构，保存细胞形态和结构以及杀死细胞达到的。

【材料】

1. 淋巴细胞悬液。

2. RPMI-1640 培养液、丙酮。

3. 毛细吸管、玻片。

【方法】

1. 将分离得到的淋巴细胞以 RPMI-1640 培养液配成浓度为 10^6/mL 的细胞悬液；

2. 制备细胞片（细胞滴片）：用毛细吸管吸取细胞悬液 1 滴，轻轻将细胞悬液铺于玻片中央，面积约 1 cm²，以冷风吹干，以冷丙酮固定 5 ~ 15 min，冷风吹干；

3. 细胞片保存：细胞片密封，置 –20℃以下低温保存备用。

【问题与思考】

分离淋巴细胞的方法有哪些，其分离原则是什么？

第七节　小鼠骨髓造血干细胞及基质干细胞分离

干细胞（stem cells，SCs）是一类具有自我复制能力的多潜能细胞，在一定条件下，其可以分化成多种功能细胞。骨髓中含有造血干细胞（hematopoietic stem cells，HSCs）和基质干细胞（stromal stem cells，SSCs）。造血干细胞具有自我更新能力，并能分化为各种血细胞前体细胞，最终生成红细胞、白细胞和血小板等多种血细胞成分，它们在适当条件下也可以分化成其他细胞。骨髓基质干细胞具有成纤维样细胞外观和贴壁生长的培养特点，可分化为成骨细胞、软骨细胞、脂肪细胞和成肌细胞等多种间充质细胞，因此，又称其为骨髓间充质干细胞（mesenchymal stem cells，MSCs）。小鼠骨髓造血干细胞及基质干细胞常常应用于干细胞研究的各个方面，分离和培养小鼠骨髓造血干细胞及基质干细胞是开展相关研究的基础。

小鼠骨髓中的造血干细胞（HSC）约占细胞总数的 $1/10^5$，常用的分离技术包括流式细胞术和免疫磁珠分选术。基质干细胞（SSC）的分离则利用其贴壁生长的特性，通过定期换液来除去不贴壁的细胞，以达到纯化的目的。

一、免疫磁珠分选小鼠骨髓造血干细胞 CD117

【实验目的】

1. 熟悉本实验的原理。

2. 掌握操作方法及应用。

【实验原理】

CD117 干细胞因子受体是具有酪氨酸激酶活性的跨膜受体，广泛分布于 HSCs 群中，是小鼠 HSCs 的重要标志。本实验先进行系别细胞去除，除去成熟造血细胞（T 细胞、B 细胞、单核细胞或巨噬细胞、粒细胞、红系细胞及其定向前体细胞），再采用 CD117 磁珠对 $CD117^+$ 细胞进行磁性标记。然后，将细胞悬浮液装入，置于分选器磁场的分选柱中。磁性标记的 $CD117^+$ 细胞被保留在柱中，未标记的细胞顺着分选柱流出。将分选柱从磁场中移出后，磁性保留的 $CD117^+$ 细胞可作为正选细胞部分被洗脱出来。

【材料】

1. 小鼠。

2. 台盼蓝染液，含 2 mmol/L EDTA、0.5% BSA 的 PBS，荧光标记小鼠抗体 CD117-PE 磁珠试剂盒，抗生物素磁珠。

3. MiniMACS 分离器及 MS 分离柱、流式细胞仪。

【方法】

1. 小鼠骨髓细胞收集。

颈椎脱臼处死小鼠，取小鼠股骨、胫骨，放在盛有缓冲液（含 2 mmol/L EDTA、0.5% BSA 的 PBS）的平皿中，去除骨上的肌肉组织及骨膜，切除骨的两末端，用 1 mL 注射器（带 27 G 针头）插入股骨膝盖端、胫骨骨端，用缓冲液反复冲洗骨腔，直至骨发白，所得细胞过 200 目滤网，1500 r/min 离心 10 min，小心去除上清，加入 5 mL 缓冲液混匀，进行细胞计数。

2. CD117 细胞分离。

（1）用缓冲液按 40 μL/10^7 个细胞重悬小鼠骨髓细胞。加入生物素化抗体混合物 10 μL/10^7 个细胞，混匀，4～8℃孵育 10 min。加入缓冲液 30 μL/10^7 个细胞，20 μL 抗生物素磁珠，混匀，4～8℃孵育 15 min。加入 5 mL 缓冲液洗涤细胞，1500 r/min 离心 10 min，完全去除上清，保留沉淀；

（2）将得到的细胞用缓冲液按 80 μL/10^7 个细胞重悬。加入 CD117 磁珠 20 μL/10^7 个细胞，混匀，4～8℃孵育 15 min，缓冲液 1 μL/10^7 个细胞洗涤细胞，1500 r/min 离心 10 min，完全去除上清，用 500 μL 缓冲液重悬，所得细胞悬液加入 MS 分选柱中，收集先行流出的未标记细胞组分，并用 1500 μL 缓冲液冲洗 MS 柱，此为 CD117 阴性细胞。将分选柱移出磁场，用 1 mL 缓冲液快速将分选柱上滞留的细胞洗脱下来，这些细胞是磁性标记的 CD117 阳性细胞。

3. 流式细胞仪分析。

将分选前标本、对照管、分选后阴性管标本及分选后阳性管标本进行流式细胞仪分析。在上述富集细胞管中加入 100 μL 缓冲液、10 μL CD117 抗体，混匀，4℃，黑暗中孵育 10 min，加入 1000 μL 缓冲液 1500 r/min 离心 10 min，完全去除上清，加入 500 μL 缓冲液混匀，送流式细胞仪分析，设阴性对照和空白对照。

4. 细胞染色计数。

0.4% 台盼蓝染液按 9:1（V:V，细胞悬液量：染色液量）对细胞进行染色。在显微镜下观察，死细胞被染成淡蓝色，而活细胞拒染。细胞活力的测定：0.4% 台盼蓝染液染色 1 min，计算活细胞率。活细胞率（%）＝活细胞总数 /（活细胞总数 ＋ 死细胞总数）

×100%。

【结果分析】

流式细胞术检测细胞纯度，标记，台盼蓝染液染色计算活细胞率，确认获得纯化的小鼠骨髓造血干细胞。

【注意事项】

1. 新鲜的分离骨髓细胞，先用胶原酶、DNA 酶、胰酶联合消化，可使细胞团块解聚，从而提高分离效率。

2. 上分离柱前，需充分振荡，混悬细胞，打散细胞团块，或者采用厂家提供的筛网过滤团块，否则会发生堵塞。

3. 若分离细胞用作培养，需在超净台中完成所有操作过程。

二、贴壁法分离基质干细胞

【实验目的】

1. 掌握本实验的原理。

2. 操作掌握步骤及应用。

【实验原理】

利用基质干细胞贴壁生长的培养特性，定期换液除去不贴壁细胞，从而达到纯化的目的。

【材料】

1. Balb/c 小鼠。

2. 淋巴细胞分离液（密度为 1.082 的 Percoll 液）、PBS（pH7.2 ～ 7.4）、胰蛋白酶（2.5 g/L）、完全 DMEM（2 mmol/L 谷氨酰胺、10×10^4 U/L 青霉素和 25 µg/L 两性霉素）、台盼蓝染液。

3. 低温离心机、倒置显微镜及超净台、21 G 针头注射器、25 cm^2 的塑料培养瓶、无菌滴管、吸管、血细胞计数器、15 mL 或 50 mL 聚丙烯锥形离心管等。

【方法】

1. 用 21 G 针头注射器插入 3 ～ 4 周龄小鼠的股骨干，用 10 mL 含 20% 胎牛血清的完全 DMEM 冲洗骨髓腔。

2. 用密度为 1.082 的 Percoll 液分离，2000 r/min，离心 30 min 后，取中间的单个核细胞层，PBS 洗 2 次，接种于 DMEM 培养基。

3. 接种于 25 cm² 的培养瓶中，37℃，二氧化碳温箱静置培养。

4. 于接种 2 d 后进行第 1 次换液，将未贴壁的细胞全部弃掉，以后 3 ～ 4 d 更换培养液 1 次。

5. 原代培养的细胞达 80% 融合时，即可用 2.5 g/L 胰蛋白酶将贴壁细胞消化分离（37℃，3 ～ 5 min），然后按 1:2 传代，并记为 P1；传代培养过程中需隔日换液，直至贴壁细胞彼此融合，再重复以上操作，传代培养记为 P2，余类推。

6. 取生长状态良好的 MSC 胰蛋白酶消化，用 PBS 洗涤 3 次，分别加入荧光标记的抗体，4℃ 孵育 30 min，用 PBS 洗去未标记的抗体，用流式细胞仪检测细胞表面抗原表达。

【结果分析】

流式细胞术检测细胞纯度，标记，台盼蓝染液染色计算活细胞率，确认获得纯化的小鼠基质干细胞。

【注意事项】

1. 除了用密度梯度离心法分离单个核细胞外，还可以使用全骨髓培养法获得，即取小鼠的股骨和胫骨，直接用培养基冲出骨髓，一定要尽量把干垢端的骨髓冲干净。冲洗后不离心，直接接种在培养瓶里，24 ～ 48 h 后去悬浮细胞，再接下来的每 3 ～ 4 d 换液 1 次，直到需要传代。

2. 骨髓基质干细胞的培养一定要用塑料培养瓶，不能用玻璃瓶。因为基质细胞不易贴玻璃，质量好的培养瓶都涂有一层促细胞贴壁的物质。

附：血细胞计数板计数细胞

【实验目的】

理解并掌握血细胞计数原理及操作步骤。

【实验原理】

血细胞计数板是一种划分为几个特定区域的特殊载玻片，每个区域充盈特定体积的细胞悬液，用适当的方法计算这一特定体积内的细胞数就能够确定每毫升细胞悬液的细胞数。

【材料】

1. 待计数的细胞样品。

2. 血细胞计数板、毛细吸管等。

【方法】

1. 在一块洁净的细胞计数板上盖上一块洁净的盖玻片。

2. 使用毛细吸管将细胞悬液滴加到计数池边缘的上样口，液滴将在虹吸的作用下进入盖玻片下方的计数池。

3. 将细胞计数板放在光学显微镜上，调焦对准细胞。

4. 计数四角上的 $1~mm^2$ 大方格中（$0.1~mm^3$ 体积）的细胞，包括右边线和上边线上的细胞，不包括下边线和左边线上的细胞。小团块细胞计数为单个细胞。如果有大的细胞团块，应在计数前尽量吹散细胞；如果不能吹散团块，则每个细胞团块计数为一个细胞。

5. 每毫升细胞悬液中细胞数计算公式如下。

$$每~0.1~mm^3~体积平均细胞数 = 四个大方格中细胞总数 /4$$

$$每毫升细胞总数（细胞数 /cm^3）= 每~0.1~mm^3~体积平均细胞数 \times 10^4$$

A. 加样

深0.1mm

血细胞计数板

血细胞计数板上四个角的四个大方格

1mm

1个大方格中的16个小方格

B. 血细胞计数：计算血细胞计数板上四个角的四个大方格中单个核细胞总数。（只计算上边和右边的压边细胞，左边和下边的不计算）

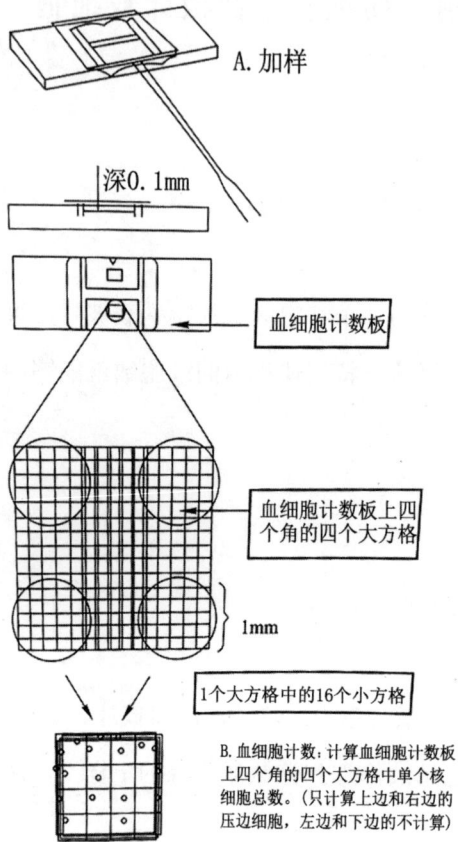

图 3-3 血细胞计数板图解

第四章　免疫细胞功能测定技术简介

免疫细胞是免疫系统的重要组成成分，在固有免疫和适应性免疫中发挥着重要作用。临床上多种疾病，如免疫缺陷症、肿瘤、自身免疫病等患者的外周血中，免疫细胞或免疫细胞亚群的数量和功能会发生变化。因此，检测患者外周血中免疫细胞及其亚群的数量、比例及功能是观察机体免疫状态的重要手段，在临床探讨疾病的发病机制、观察病情变化、考核疗效、判断预后及防治疾病等方面都具有重要意义。免疫细胞功能测定实验中，可以选取实验动物的胸腺、淋巴结、脾脏等作为标本进行检测。

第一节　自然杀伤细胞杀伤功能检测

一、自然杀伤细胞的特点

自然杀伤细胞（nature killer cell，NK 细胞）是淋巴细胞的一个亚群，约占外周血淋巴细胞的 10%～15%。常用的人 NK 细胞的表型标志是 $CD56^+CD16^+CD3^-$。骨髓、肝脏、淋巴结、脾脏和肺脏等器官亦含有较多的 NK 细胞，尤其在肝脏和肺脏中含量较高（可达 30%）；而小鼠的 NK 细胞的表型标志为 $NK1.1^+DX5^+CD3^-$，但 NK1.1 通常只表达于 C57 BL/6、C57 BL/10 或 H2 b、H2 d 和 H2 q 同系小鼠，Balb/c 小鼠则不表达 NK1.1 分子，且 DX5（即 CD49 b）是泛 NK 标志。

二、NK 细胞的功能

NK 细胞识别靶细胞是 MHC 非限制性的，在杀伤靶细胞时不需要预先被激活，就能杀伤某些感染病毒的细胞和肿瘤细胞，因此被称为"自然杀伤细胞"，它是固有免疫中的重要效应细胞，在抗感染、抗肿瘤中发挥重要作用。NK 细胞杀伤细胞的方式包括以下三种：① NK 细胞释放的杀伤介质——穿孔素和颗粒酶使靶细胞凋亡；② NK 细胞也可以通过膜 TNF 家族分子（FasL、TRIAL、mTNF 等）与靶细胞膜配体结合，诱导靶细胞凋亡；③ NK 细胞还可以通过抗体依赖的细胞介导的细胞毒作用（antibody dependent cell-mediated cytotoxicity，ADCC）杀伤靶细胞。

NK 细胞除了具有杀伤功能外，还可通过分泌大量的 IFN-γ 及 IL-10、TGF-β、TNF-α 等细胞因子发挥免疫调节作用。

三、NK 细胞的杀伤功能检测

NK 细胞杀伤功能的检测方法有多种，常根据被杀伤的靶细胞的特点来选择检测方法。正常的活细胞由于细胞膜完整，台盼蓝染液、碘化丙锭（PI）、7-AAD 等不能进入到细胞内，同时胞内的乳酸脱氢酶（LDH）等酶类物质也不能透出细胞膜，但 ^{3}H- 胸腺嘧啶核苷（^{3}h-TdR）、铬酸钠（$Na_2^{51}CrO_4$）等能轻易地随着细胞代谢进入细胞内与蛋白质结合。当靶细胞被杀伤后，细胞膜被破坏，其通透性增加，台盼蓝染液、PI、7-AAD 等能够进入细胞内，结合其 DNA 而使其被染色；细胞内的酶类也能通过细胞膜释放到细胞外；靶细胞内被预先标记的放射性核素等也能随着胞内蛋白质的外流而释放到细胞外。检测 NK 细胞杀伤功能的方法有多种，根据检测灵敏度由高到低分别是：流式细胞术检测法、^{51}Cr 释放法、LDH 释放检测法、四甲基偶氮唑盐微量酶（MTT）比色法及形态学法。下面对 NK 细胞杀伤功能的多种检测方法分别进行介绍。

（一）靶细胞的选择

NK 细胞在体内的靶细胞主要是某些肿瘤细胞（包括一些细胞系）、病毒感染细胞、某些自身组织细胞、寄生虫等。健康个体外周血以及脾脏中的 NK 细胞大多数处于静息状态，导致仅有某些肿瘤细胞系容易被 NK 细胞杀伤，绝大多数的肿瘤细胞对 NK 细胞都有抵抗。因此，在体外杀伤实验中，检测人的 NK 细胞杀伤活性常用 K562 细胞株（人慢性骨髓瘤白血病细胞株）；检测小鼠的 NK 细胞杀伤活性常用 YAC-1 细胞株（小鼠淋巴瘤细胞株）。

（二）效应细胞的制备

通常检测原代 NK 细胞的杀伤活性，人的 NK 细胞主要来源于外周血单个核细胞，小鼠的则主要采集自脾脏细胞。常规分离人外周血单个核细胞或小鼠脾脏细胞，洗涤后用含15% 胎牛血清的 RPMI-1640 培养基重悬细胞，计数细胞后调整细胞浓度至 1×10^7/mL 备用。

（三）NK 细胞的杀伤功能检测方法

1. 流式细胞术检测法

正常情况下，磷脂酰丝氨酸（phosphatidylserine，PS）位于细胞膜内层，在细胞凋亡早期，PS 从细胞膜内翻转并暴露在细胞膜外层，这是细胞早期凋亡的一个标志。膜联蛋白（Annexin V）是具有强力抗凝作用的血管蛋白，它与 PS 具有高度亲和力。

7- 氨基放线菌素 D（7-AAD）是一种核酸染料，不能通过正常的细胞膜，但是在细胞凋亡、死亡过程中，细胞膜通透性逐渐增加，7-AAD 进入细胞内结合 DNA 而显色，因而可根据 7-AAD 染色强弱判断细胞状态：7-AAD 染色强为死亡细胞，7- AAD 染色弱为凋亡细胞，7 -AAD 阴性为正常活细胞。7-AAD 同 PI 有着相似的荧光特性，但其发射波谱较 PI 窄，对其他检测通道的干扰更小，在多色荧光分析中是 PI 的最佳替代品，可与异硫氰酸荧光素（Fluorescein Isothiocyanate，FITC）、藻红蛋白（phycoerythrin，PE）标记的抗体联合使用。

通过 Annexin V-FITC 和 7-AAD 双染色细胞，可以更为精确地区分细胞的状态：Annexin V-FITC⁻/7-AAD⁻ 细胞为正常的活细胞；Annexin V-FITC⁺/7-AAD⁻ 细胞为凋亡细胞；Annexin V-FITC⁺/7-AAD⁺ 细胞为死亡细胞。在 NK 细胞杀伤靶细胞的培养体系中，用 Annexin V-FITC 和 7-AAD 双染判断细胞的活力，再用 PE 标记的抗体来标记 NK 细胞，就容易分析出杀伤培养体系中靶细胞的凋亡、死亡情况，从而计算出 NK 细胞的杀伤活性。Annexin V-FITC 和 7-AAD 双染色不仅能标记出死细胞，而且能够标记出早期死亡细胞，比台盼蓝拒染法、^{51}Cr 释放法、LDH 释放法更为灵敏。

$$NK 细胞活性（\%）= \frac{PE^- 细胞 - PE^- FITC^- 7\text{-}AAD^- 细胞}{PE^- 细胞} \times 100\%$$

另外，流式细胞术中利用碘化丙啶（propidium iodide，PI）染料排斥法既可检测单个 NK 细胞的杀伤功能，也可检测总细胞的杀伤功能。PI 只能渗入死细胞或损伤细胞内，当 NK 细胞杀伤靶细胞时，PI 进入死亡或损伤的靶细胞内，而活细胞则排斥 PI。同时，NK 细胞的细胞体积和光散射特性与靶细胞（K562）不同，利用 FCM 分选出靶细胞群，再测量靶细胞群，用 PI 染色死亡靶细胞。靶细胞的死亡率则为 NK 细胞的活性。

$$NK 细胞活性（\%）= 实验组靶细胞死亡率 \% - 对照组自然死亡率 \%$$

用流式细胞术检测 NK 细胞活性时需注意以下问题。

（1）7-AAD 染色时间不能过长，应于染色后 5 ～ 10 min 内检测完毕，否则，部分正常细胞也会染上少许颜色而影响实验的准确性。

（2）要确保靶细胞状态良好，以免死细胞和细胞碎片干扰流式检测。

（3）Annexin V 是一种钙离子依赖的磷脂结合蛋白，流式标记、洗涤、上样等过程都必须应用 Annexin V 标记专用缓冲液。

（4）效 - 靶比和效 - 靶作用时间非常重要。正式实验前要测出最佳效 - 靶比和效 - 靶作用时间。

2. ^{51}Cr 释放检测法

$Na_2{}^{51}CrO_4$ 被标记到活细胞内后，与细胞质蛋白质牢固结合。当标记了 ^{51}Cr 的靶细胞受到 NK 细胞攻击，靶细胞被损伤或死亡后，即可释放出 ^{51}Cr，^{51}Cr 辐射的 γ 射线可通过测定受损伤或死亡靶细胞释放到上清中的 ^{51}Cr 的放射脉冲数（cpm），计算出 NK 细胞活性。NK 细胞的杀伤活性和 ^{51}Cr 自然释放率可根据下式计算。

$$^{51}Cr 自然释放率（\%）= \frac{自然释放对照孔cpm均值}{最大释放对照孔cpm均值} \times 100\%$$

$$NK\ 细胞活性（\%）=\frac{试验孔cpm均值-自然释放对照孔cpm均值}{最大释放对照孔cpm均值}\times100\%$$

该方法的优点是操作简便、快速、客观、敏感、可定量。缺点是自然释放率高，所需靶细胞数量多，^{51}Cr 半衰期短，对试验设备要求较高，并存在放射性同位素污染风险。另外，代谢活性低的细胞可能 ^{51}Cr 标记不充分。此方法曾被广泛应用于精确的细胞杀伤检测，目前仍是检测的主要方法之一。

进行该实验时还需要注意以下问题。

（1）^{51}Cr 自然释放率要小于 10%。

（2）选用对数生长的靶细胞。

（3）根据预实验结果设置适当的效 - 靶比，以便能较好判断杀伤效果。

（4）由于 ^{51}Cr 对人体的放射性污染较强，要做好实验防护，按程序处理实验废物，避免污染环境。

3. LDH 释放检测法

乳酸脱氢酶（lactate dehydrogenase，LDH）是一种存在于活细胞细胞质内的酶。活细胞细胞膜完整，LDH 分子较大而不能透过细胞膜到细胞外。当靶细胞被 NK 细胞杀伤时，细胞膜通透性增加，LDH 可释放到细胞外。释放出的 LDH 可使氧化型辅酶 I（NAD$^+$）变成还原型辅酶 I（NADH^2）。后者通过递氢体 - 吩嗪二甲酯硫酸盐（PMS）还原碘硝基氯化氮唑蓝（INT）或硝基蓝四氮唑（NBT），形成有色的甲臜类化合物。在 570 nm 波长处吸收峰高，读取其 OD 值，经过计算即可得知 NK 细胞杀伤靶细胞的活性。

该方法敏感、需要的细胞数量少、经济、快速、简便，并可做定量测定，细胞不需要洗涤，无放射性危害。但是 LDH 分子较大，在靶细胞膜严重破损时才能被释出，因此不能在早期反映效应细胞的功能。

NK 细胞活性可根据下式计算。

$$NK\ 细胞活性（\%）=\frac{试验组A值-自然释放对照组A值}{最大释放对照组A值-自然释放对照组A值}\times100\%$$

进行该实验时需注意：

（1）要确保靶细胞的质量，使用处于对数生长期的靶细胞，保证台盼蓝染色死细胞小于 5%，或者靶细胞自然释放率小于 10%。

（2）吸取细胞上清时，不要吸到沉淀的细胞。

4. 噻唑蓝（Methyl thiazole tetrazolium，MTT）比色法

活的靶细胞内的琥珀酸脱氢酶在靶细胞被杀伤后，由于靶细胞膜受破坏而进入培养液中，能够将培养液中的噻唑蓝（MTT）还原形成蓝紫色的甲臜，甲臜的形成量与细胞活性及活细胞数成反比关系，可计算杀伤率作为 NK 细胞的活性。

$$NK细胞活性（\%）= \frac{1-杀伤孔（A570-A630）-效应孔（A570-A630）}{靶细胞孔（A570-A630）} \times 100\%$$

用该方法检测 NK 细胞的活性时，必须找到靶细胞和效应细胞的最适比例及细胞数量是最适比，以及效 - 靶作用的最敏感时间，满足这些条件的检测结果才是 NK 细胞的活性。

5. 形态学检测法

靶细胞与 NK 细胞混合培养，再被杀伤死亡后，其细胞膜的通透性增加，台盼蓝染液进入细胞，与解离的 DNA 结合，使其着色，无折光性或折光性很弱；而未被杀伤的正常活细胞，由于细胞膜结构完整，能够阻止台盼蓝染液进入活细胞内，细胞无蓝染，折光强，因此可用此方法计算出靶细胞死亡率来代表 NK 细胞的杀伤活性。用台盼蓝拒染法鉴别死细胞和活细胞的方法简便，易操作，但比较粗略，人为影响因素较大，需要比较精确的细胞杀伤数据时一般不选用此方法。

第二节　细胞毒性 T 细胞功能测定

细胞毒性 T 细胞（cytotoxic T lymphocyte，CTL）是适应性细胞免疫的主要效应细胞之一，可特异而高效地杀伤靶细胞，在抗肿瘤免疫、抗病毒免疫及移植排斥反应中发挥着重要作用。CTL 杀伤靶细胞的机制包括：①细胞裂解：活化后的 CTL 释放穿孔素（perforin）插入靶细胞膜内，形成类似于 C5 b6789 攻膜复合体的空心管道，出现小孔，水分子进入细胞质，导致靶细胞胀裂死亡。②细胞凋亡：一方面，活化后的 CTL 通过释放颗粒酶（granzyme）进入靶细胞，通过一系列酶的级联反应，激活靶细胞内源型 DNA

内切酶而导致靶细胞凋亡；另一方面，活化后的 CTL 大量表达 FasL，与靶细胞表面 Fas 结合，通过一系列酶的级联反应激活靶细胞内源型 DNA 内切酶而导致靶细胞凋亡。

　　CTL 杀伤功能检测方法可分为体外检测法和体内检测法。体外检测法主要包括 ^{51} Cr 释放法、^{125} I-UdR 释放法、LDH 释放法以及近年发展起来的 AnnexinV/PI 流式细胞术法。体内检测是用不同浓度羧基荧光素二醋酸琥珀酰亚胺酯（carboxyfluorescein diacetate succinimidyl ester，CFSE）标记靶细胞和非靶细胞，过继回输至体内后，检测两种细胞比例来反映靶细胞的杀伤情况。

一、体外检测法

（一）^{51} Cr 释放法

　　^{51} Cr 释放实验是体外检测细胞毒活性的金标准，其基本原理：把待检效应细胞（CTL）与铬酸钠 Na$_2$ ^{51} CrO$_4$ 标记的靶细胞一起培养，Na$_2$ ^{51} CrO$_4$ 可以进入到细胞内与细胞质蛋白牢固结合。如果待检效应细胞能杀伤靶细胞，^{51} Cr 就可以从靶细胞内释放至培养液中，吸取上清，液体闪烁仪读取的 ^{51} Cr 的放射性脉冲数即可反映效应细胞的杀伤活性。

　　本法结果准确、重复性好，但敏感性较低，且使用放射性的 ^{51} Cr 不利于安全操作及废物处置，而且还需特殊测定仪器。此外，^{51} Cr 半衰期短（27.8 d），不能用于需多次测定的动物试验。

　　进行该实验时还需注意：

　　1. 靶细胞必须是 MHC-I 分子表型的组织培养细胞或者肿瘤细胞。

　　2. 活靶细胞至少大于 80% 才可以用于实验。

　　3. 实验中的自然释放率应小于 10%。

　　4. 操作 ^{51} Cr 及其标记的细胞时应遵守标准放射安全操作规范。

（二）^{125} I-UdR 释放法

　　^{125} I-UdR（^{125} I-2- 脱氧尿嘧啶核苷）是胸腺嘧啶核苷的类似物，是 DNA 合成所需物质，能替代胸腺嘧啶核苷掺入 DNA 链上。^{125} I 的半衰期长达 59.7 天，因此可用 ^{125} I-UdR

标记靶细胞后与效应细胞 CTL 共培养，被 CTL 杀伤的靶细胞可释放出 ^{125}I-UdR，用 γ-计数仪检测其放射性强度，用 ^{125}I-UdR 释放率计算 CTL 的细胞毒活性。

放射性测量结果计算：用 γ- 计数仪分别测量每管培养上清和细胞 cpm 值，并按照下面公式计算 ^{125}I-UdR 释放率和 CTL 细胞毒活性，CTL 活性取三管均值。

$$^{125}\text{I-UdR 释放率（\%）} = \frac{0.5 \text{ mL上清cpm值} \times 2}{0.5 \text{ mL上清cpm值} + 0.5 \text{ mL细胞悬液cpm值}} \times 100\%$$

CTL 细胞毒活性（%）= 试验管 ^{125}I-UdR 释放率 − 对照管 ^{125}I-UdR 自然释放率

注意：实验中，要求 ^{125}I-UdR 自然释放率要小于 10%。

（三）LDH 释放法

乳酸脱氢酶（LDH）在活细胞的胞质内含量丰富，正常情况下不能通过细胞膜释放到细胞外。当细胞损伤或死亡时，细胞膜的通透性增加，LDH 可释放到细胞外，细胞培养液中的 LDH 活性与细胞死亡数目成正比。加入 LDH 底物，用比色法测定并与靶细胞对照孔的 LDH 活性比较，可计算效应细胞对靶细胞的细胞毒活性。本法操作简便快捷，自然释放率低。现已有 LDH 法测定 CTL 活性的试剂盒（Promega）。

（四）流式细胞标记法

流式细胞术是一种灵敏可靠、简单易行的非同位素测定法，有着极大的发展空间。正常细胞的磷脂酰丝氨酸（phosphatidylserine，PS）位于细胞膜的内表面，细胞凋亡时翻转显露于膜外侧，可与 Annexin V 高亲和力结合。将效应细胞与靶细胞充分孵育，CTL 的 TCR 识别靶细胞表位，启动杀伤程序，导致靶细胞的死亡，PS 外翻，用 anti-CD8-PE 标记效应细胞（不能结合的细胞即为靶细胞），再用 AnnexinV-FITC 标记凋亡靶细胞，用流式细胞仪区分并定量 3 类不同的细胞群（效应细胞为 CD8$^+$，活的靶细胞为 CD8$^-$AnnexinV$^-$，死亡的靶细胞为 CD8$^-$AnnexinV$^+$），计算出效应细胞杀伤靶细胞百分数。此外，也可用 CFSE 标记靶细胞，用 PI 标记死亡细胞，进行流式检测 CTL 杀伤活性。

本方法简单快捷，无需预标记，可以取代放射性核素标记，同时减少潜在的放射性危害；且与 ^{51} Cr 释放法相关性好，重复性也较好，可以提供连续的可比较的结果。

用该方法进行实验时需要注意：

1. 一定要选择免疫时间适合的效应细胞。

2. 靶细胞的自然死亡率要低，可设置多个效靶 - 比、多个时间点。

3. 杀伤时间取决于实验目的、效应细胞的活力，以及靶细胞的敏感性。

二、体内检测法

近年来，在过继回输靶细胞的基础上，结合 CFSE 标记和流式细胞术检测技术，建立了一种可以更加科学合理地评价体内 CTL 杀伤活性的实验方法。该方法采用含 CTL 表位肽的蛋白质免疫小鼠，激发抗原特异性的 CTL。再用未免疫小鼠自身的脾脏淋巴细胞孵育同样的 CTL 表位肽，使其成为靶细胞，并将该靶细胞标记上高浓度的 CFSE。对照细胞采用自身的不孵育 CTL 表位肽的脾脏细胞，并将该细胞标记上低浓度的 CFSE。两种细胞以 1∶1 混合后通过尾静脉注射到免疫后的小鼠体内，其体内预先活化的 CTL 效应细胞将对结合了 CTL 表位肽的靶细胞产生特异性杀伤效应，而对未结合 CTL 表位肽的细胞不产生杀伤效应。16 h 后，分离小鼠脾脏淋巴细胞，用流式细胞术分析两群不同荧光强度 CFSE 的细胞数，计算高浓度 CFSE 的靶细胞与标记低浓度 CFSE 的细胞数，可反映体内 CTL 对靶细胞的杀伤率。

该方法能更真实地反映体内情况，必将在各项研究，包括肿瘤免疫和移植排斥中，得到更广泛的应用。

第三节 补体依赖的细胞毒试验简介

补体依赖的细胞毒试验（complement-dependent cytotoxicity test，CDCT）的基本原理：补体被某些物质活化后，形成攻膜复合体，能溶解破坏细胞。当带有特异性抗原的靶细胞（如正常细胞、病毒感染细胞、肿瘤细胞等）与相应抗体结合后，形成抗原抗体复合物，经经典途径活化反应体系中的补体，形成巩膜复合体，引起靶细胞膜损伤，导致细胞膜的通透性增加、细胞死亡，而不带有特异性抗原的细胞仍然存活。染料（如伊红 -Y、台盼蓝等）可通过损伤的细胞膜进入细胞内，使细胞着色，因而可用于显示死细胞或濒死细胞，而活细胞则不着色。本试验可以检查细胞膜抗原（如 T 细胞表面抗原、HLA 抗原），也可鉴定抗体的特异性。靶细胞的杀伤作用可以借助形态学方法、MTT 比色法、LDH 释放法及同位素释放法等进行检测。

形态学方法中，靶细胞被杀伤后，细胞膜通透性增加、细胞肿胀，可被台盼蓝着色；活细胞则不着色，且形态正常有光泽。本方法可用于基础研究，也可用于临床上器官移植的组织配型。但台盼蓝对细胞有一定毒性，实验中染色时间不宜过长，以免造成细胞非特异性损伤而影响实验结果。

此外，MTT 比色法、LDH 释放法及同位素释放法等也可用于补体依赖的细胞毒试验结果检测。

第四节　免疫细胞吞噬功能测定简介

参与免疫应答或与免疫应答有关的细胞都是免疫细胞，而具有吞噬功能的免疫细胞被称为吞噬细胞，主要包括中性粒细胞、巨噬细胞和单核细胞。吞噬细胞数量减少或功能障碍都可能会导致固有免疫缺陷，因此，检测吞噬细胞的吞噬功能有助于某些疾病的诊断和机体固有免疫水平的判断。

一、巨噬细胞吞噬功能检测

巨噬细胞是由血液中的单核细胞经血液循环最终定置于不同组织而被命名的。巨噬细胞具有强大的吞噬功能，可非特异性吞噬细菌或靶细胞，通过检测巨噬细胞的吞噬功能可了解机体的固有免疫功能。检测巨噬细胞的吞噬功能有体内法和体外法。

（一）体内法

体内法检测巨噬细胞的吞噬功能时，常用比细菌大的细胞性抗原作为吞噬颗粒，最常用的是鸡红细胞，因其体积大，有细胞核，容易识别。该方法通常是用淀粉糊等异物预先注入动物（如大鼠、小鼠、豚鼠等）腹腔，趋化出巨噬细胞到腹腔渗出液中，然后将鸡红细胞无菌注入动物腹腔，轻揉腹部以便促使腹腔渗出液中的巨噬细胞吞噬鸡红细胞，适当时间（约1 h）后直接抽取腹腔渗出液或处死动物，打开腹腔，吸取腹腔渗出液，通过检测巨噬细胞的吞噬功能了解机体的免疫功能。

体内法操作简单，无需特殊设备，因此应用相对多些，常用于研究药物在体内对巨噬细胞等免疫细胞的影响，从而研究、评价药物的作用及机体的免疫功能。但该方法主观性强，重复性较差。由于每只动物只能提供一个标本，且同种动物的不同个体间存在差异，因此需要多只动物数据的均值作为检测结果。另外，体内法还需掌握好巨噬细胞吞噬鸡红细胞的时间，否则被吞噬的鸡红细胞可能被消化而影响观察结果。

（二）体外法

体外法是指将动物腹腔中含有巨噬细胞的腹腔液抽出，置于小试管、24孔板等，加入一定量的鸡红细胞等吞噬颗粒，让巨噬细胞在体外黏附并吞噬这些颗粒，通过检测巨噬细胞的吞噬功能从而了解机体的固有免疫功能。人的巨噬细胞分离常用斑蝥乙醇浸出液发泡法制备，抽取水泡液时必须无菌，抽取后局部敷上无菌纱布至少24 h，以防感染。

体外法效果好、易观察、重复性好，但只能用于观察巨噬细胞在体外的吞噬功能，由于体内巨噬细胞的功能会受到很多因素影响，因此体外法的应用受到一定限制。

（三）吞噬功能的测定

1.显微镜检测法

将动物腹腔渗出液与适当数目的鸡红细胞混合，一定时间后取来涂片、固定、染色，用显微镜观察巨噬细胞对鸡红细胞的吞噬情况，通过计算吞噬百分率和吞噬指数来判断吞噬功能。

$$吞噬百分率 = \frac{吞噬鸡红细胞的巨噬细胞数}{计数的巨噬细胞数} \times 100\%$$

$$吞噬指数 = \frac{巨噬细胞吞噬的鸡红细胞总数}{计数的巨噬细胞数} \times 100\%$$

2. 比色法

该方法主要用于以红细胞作为吞噬颗粒的检测，是利用红细胞中的血红蛋白的特性来设计的。如孔雀绿比色法是利用红细胞中的血红蛋白与无色孔雀绿作用后可以使后者变成蓝色孔雀绿的原理，通过检测 A 值，反映巨噬细胞吞噬的红细胞数，能比较客观地反映巨噬细胞的吞噬功能。再如酚红氧化法是利用巨噬细胞吞噬异物时或释放 H_2O_2，H_2O_2 在辣根过氧化物酶的作用下氧化酚红，氧化后的酚红在 610 nm 处的光吸收增强，其浓度与 A 值成线性关系的原理，从而推断巨噬细胞的吞噬功能。

3. 流式细胞仪分析法

该方法是用荧光微球作为吞噬颗粒，让其与巨噬细胞作用恰当时间后，用流式细胞仪检测被吞噬的荧光微球，计算其吞噬百分率和吞噬指数来判断吞噬功能。该方法在国外已经被广泛使用，其比显微镜法获取的细胞数量多，样本代表性大，灵敏度和精确性高，同时克服了显微镜法的主观性，检查结果更准确，重复性好，而且操作简便、快速。

$$吞噬百分率 = \frac{吞噬荧光微球的巨噬细胞数}{计数的巨噬细胞数} \times 100\%$$

$$吞噬指数 = \frac{被巨噬细胞吞噬的荧光微球总数}{计数的巨噬细胞数} \times 100\%$$

二、中性粒细胞吞噬功能检测

血液中的中性粒细胞可以通过趋化、调理、吞噬和杀伤等过程来吞噬和消化衰老、死亡的细胞及病原微生物等。中性粒细胞对于进入机体的病原菌（如最常见的葡萄球菌）具有吞噬与消化功能。中性粒细胞的获取可以是全血，也可以是全血经淋巴细胞分离液分离出的单个核细胞层。将中性粒细胞对与葡萄球菌共同孵育 30 min 左右，通过检测其吞噬百分率与吞噬指数，可以反映中性粒细胞的吞噬功能。

中性粒细胞吞噬功能的检测方法有以下几种。

（一）显微镜检测法

取与葡萄球菌共同孵育后的中性粒细胞涂片、干燥、固定，用瑞氏染色液染色，然后在油镜下观察中性粒细胞对葡萄球菌的吞噬情况，计算其吞噬百分率和吞噬指数。该方法简单、易操作，但人为影响因素大，重复性差。

$$吞噬百分率 = \frac{吞噬葡萄球菌的中性粒细胞数}{计数的中性粒细胞数} \times 100\%$$

$$吞噬指数 = \frac{被中性粒细胞吞噬的葡萄球菌总数}{计数的中性粒细胞数} \times 100\%$$

（二）流式细胞仪检测法

中性粒细胞吞噬葡萄球菌时，通过呼吸爆发能使无荧光染料的二氢罗丹明 123（dihydrorhodamine 123，DHR）还原为具有高强度绿色荧光的罗丹明 123，应用流式细胞仪可以直观地检测中性粒细胞的吞噬功能。

（三）硝基蓝四氮唑蓝（nitroblue tetrazolium，NBT）还原试验

中性粒细胞吞噬、杀伤病原菌时的能量消耗及氧需要量都会大大增加，葡萄糖分解中间产物 6- 磷酸葡萄糖在氧化脱氢转变成戊糖时释放的氢被摄入到吞噬体里的 NBT 染料接受，使其被还原成蓝黑色点状或块状甲臜颗粒，沉积在中性粒细胞胞质内。可通过检测中性粒细胞的阳性率来判断其吞噬功能。

第五章　免疫细胞增殖与凋亡检测

第一节　细胞培养

细胞是生物体基本的结构和功能单位。所有生物（除病毒外）都是由细胞组成的。深入地对细胞进行研究是揭开生命奥秘的关键。细胞培养是指将活体组织或细胞从试验动物体内取出，放在模拟体内生存环境的体外环境（无菌、适宜温度、酸碱度和一定营养条件等）中，使其生存、生长、繁殖并维持其主要结构和功能的一种技术方法。细胞培养技术开始于1906年，Harrison首次成功地利用蛙新鲜淋巴液培养蛙胚神经组织，这也是人类首次成功地利用体外培养液培养神经元，标志着细胞组织的体外培养模式的基本建立。目前，细胞培养技术已经成为实验室常用的研究方法。广泛地应用于生物学、医药学、农业、环境保护等各个领域。

一、培养器械的准备

（一）培养器械

1. 玻璃器皿

（1）浸泡：新买的玻璃器皿一般会带有碱、铅及砷等有毒的物质，在使用前必须先用自来水、去污粉进行冲洗，然后将其浸泡在5%的稀盐酸中24 h。此外，每次培养时使用过的玻璃器皿，需浸泡在清水中，以防干涸后不易洗净。

（2）清洗：用软毛刷和优质洗涤剂加温热水洗去内外污物杂质等，尤其是要注意瓶角的"死角"部位，要认真细致地刷洗，以免使用时污染。

（3）浸酸：浸酸是对玻璃器皿除去洗不掉的微量杂质污垢的重要环节。一般应浸泡过夜（24 h），玻璃瓶、皿内一定要充满 $K_2Cr_2O_7$-H_2SO_4 洗涤液，不得有气泡存在。

$K_2Cr_2O_7$-H_2SO_4 洗涤液的配置方法如下。

配方1：

重铬酸钾	100 g
蒸馏水	200 mL
浓硫酸	800 mL

将重铬酸钾加入蒸馏水中，使之自然溶解或水浴溶解，亦可在大坩埚中加热溶解，然后慢慢加入浓硫酸，边加边搅拌，见发热过剧则稍停，冷却后再继续加。此为强洗液。盛清洁液的容器要坚固，上加厚玻璃盖，操作时要穿橡皮围裙、长筒胶靴，戴眼镜和厚胶皮手套，以保安全。洗液一旦变绿，表示铬酸已经还原，失去了氧化能力，不宜再用。如将该洗液加热，再加适量重铬酸钾，又可重新使用。

配方2：

重铬酸钾	60 g
蒸馏水	300 mL
浓硫酸	460 mL

此为中等强度洗液。

配方3：

重铬酸钾	100 g
蒸馏水	750 mL
浓硫酸	250 mL

此为弱洗液，为棕红色。使用此液时，必须预先用热肥皂水将玻璃器皿洗净，经自

来水冲洗, 沥干, 然后才能浸入, 否则该洗液会很快失效。

注意: 配制洗涤液时, 应注意安全。必须戴耐酸手套、口罩, 穿耐酸围裙, 以防止面部和身体裸露部分被溅上硫酸而受伤。在配制过程中, 使重铬酸钾溶于自来水中 (可加热使其溶解), 待冷却后倒入陶瓷容器中, 再缓慢地加入浓硫酸。千万不可过急, 以免产生热量过大, 发生危险。新配制的硫酸呈棕红色, 使用一段时间后, 若颜色变成绿色, 则证明此酸已失效, 需重新配制。

(4) 冲洗: 用自来水充分冲洗浸酸后的玻璃器皿, 每个器皿需灌满水再倒掉, 如此反复 10 次以上, 或用冲洗器冲洗。直至将瓶倒置时瓶壁上不挂水珠, 再用蒸馏水冲洗 3 次, 放入烤箱烘干备用。

2. 塑料制品

除商品化的一次性无菌塑料制品以外, 其他所有塑料用品在使用后必须放入清水中浸泡后再行处理。流水冲洗→ 2% NaOH 浸泡过夜→自来水冲洗→ 2% ～ 5% 盐酸浸泡 30 min →自来水冲洗→蒸馏水漂洗 3 次→晾干→紫外线照射 30 min (或先用 75% 酒精浸泡、擦拭, 再用紫外线照射 30 min)。凡能耐湿、耐高温的塑料器皿, 最好经湿热灭菌。

3. 橡胶制品

新购的胶塞上有大量的滑石粉, 应用水冲洗干净后再按常规处理: 2% 的 NaOH 煮沸 20 min →自来水冲洗→ 1% 的稀盐酸煮沸 20 min (起中和作用) →自来水冲洗数次→蒸馏水漂洗 3 次→晾干或低温烤干、湿热灭菌→烘干备用。

(二) 培养器械的消毒灭菌

细胞培养的整个过程是无菌操作, 需要对所有物品和环境进行消毒灭菌。消毒是指能杀死病原微生物, 但不一定能杀死细菌芽孢的方法, 通常用化学的方法来达到消毒的作用。灭菌是指杀灭一切生物 (包括细菌芽孢), 使物体达到无菌状态的方法。常用的消毒灭菌方法如下。

1. 干热灭菌: 主要用于高温下不变质、不损坏、不蒸发的物品, 如玻璃器皿、瓷器等的灭菌, 以 171℃ 60 min 或 160℃ 120 min。需注意要自然降温, 温度降至 80℃时才可开箱。

2. 高压蒸气灭菌：高压蒸气灭菌是目前最为常用的一种灭菌方式。水蒸气的温度可随蒸气压力的升高而相应升高，当蒸气压力为 103.4 kPa（1.05 kg/cm²），温度达 121.3℃时，维持时间 15 ～ 30 h，可达到灭菌目的。此方法适用范围非常广，常用于耐高温高压、耐湿物品的灭菌，如玻璃器皿、金属器械、生理盐水等均可用此法灭菌。

3. 过滤除菌：多数人工合成的培养液、血清、酶溶液、中药及其提取物等均不能高温消毒灭菌，否则会丢失其活性，因此，必须采用滤过法除去细菌、真菌。常用 0.45 μm 和 0.22 μm 孔径的一次性滤膜。

4. 对于具有某些特性的物品的消毒灭菌，如超净工作台操作台面、微量加样器、不耐高温的塑料培养皿、细胞培养室里的物品表面和地面等，只能采用紫外线照射消毒灭菌或者过氧乙酸（0.5%）、新洁尔灭（1%）、来苏儿和酒精（75%）等消毒剂擦拭消毒灭菌。紫外线强度（使用中的强度）不得低于 70 μW/cm²，一般直射 30 ～ 60 min。

二、细胞原代培养

细胞培养可分为原代培养和传代培养两种。原代培养是直接从生物体获取组织或器官的一部分进行培养，也称初代培养。严格地说，即是从体内取出组织接种培养到第一次传代阶段。最常用的原代培养有分散细胞培养和组织块培养。下面以人或动物的胚胎肝组织为例进行介绍。

【实验目的】

1. 掌握细胞原代培养的基本技术，包括细胞的分离、培养、传代等。

2. 了解细胞在不同条件下的生长特性。

【实验原理】

细胞原代培养是进行细胞功能研究、药物测试等的基础，细胞需要在含有适宜营养物质、温度、pH 值和气体氛围的培养环境中生长。多数细胞在培养容器表面贴壁生长，形成单层细胞。原代培养的细胞在达到一定密度后，需要进行传代培养，以维持细胞的生长和特性。细胞经历生长（G1 期）、DNA 复制（S 期）、准备分裂（G2 期）和分裂（M 期）的周期性变化。

【材料】

1. 胚胎肝组织。

2. RPMI-1640 培养基、胎牛血清、无钙镁 Hanks 液、0.025%EDTA、0.1% 胰蛋白酶、0.1% 胶原酶等。

3. 细胞培养瓶、尼龙网（或不锈钢网）、倒置显微镜、离心机、二氧化碳细胞培养箱等。

【方法】

1. 分散细胞培养（消化法）

（1）把肝组织切成 2 ～ 4 mm³ 的小块，用无钙、镁离子的 Hanks 液清洗 3 次，然后移入 0.1% 胰蛋白酶和 0.1% 胶原酶（1:1）中，置于 4℃环境下消化 10 ～ 12 h；

（2）依次用 250 μm 和 64 μm 的尼龙网（或不锈钢网）滤过，弃去组织块，再用无钙、镁离子的 Hanks 液洗 2 次并收集滤液；

（3）离心去上清，加入新鲜培养液 RPMI-1640 和 20% 胎牛血清，pH 值为 7.2，混匀细胞，进行计数，再接种到细胞培养瓶内培养。

2. 组织块培养（贴壁法）

（1）取新鲜的肝脏，先剥除被膜和血管等纤维成分，用剪刀把肝组织剪成 1 mm³ 的小块，用无钙、镁离子 Hanks 液洗 3 次；

（2）将组织块贴在培养瓶的内壁上，翻转瓶（将组织块面朝上），加入培养液，然后置于二氧化碳培养箱中培养；

（3）培养 2 ～ 4 h 后，轻轻地把培养瓶翻转过来，将组织块浸入液体（动作一定要轻），继续培养 24 h，在显微镜下可见组织块周围长出"生长晕"，即单层肝细胞；

（4）待肝细胞长满后，用无菌的眼科镊剔去组织块并倒掉液体，加入消化液（0.05% 胰蛋白酶 +0.025%EDTA，按 1:1 配制）消化 5 ～ 10 min 后倒掉，用 Hanks 液洗 1 次，然后加入新培养液吹打制成细胞悬液，接种两瓶继续培养。

三、细胞传代培养

当培养的细胞在培养瓶里长至单层融合时（80% ～ 90% 融合），由于细胞增殖，数量增加，细胞难以继续生长繁殖，需要进行分瓶培养，一般以 1:2 或 1:3 以上的比率转移到另外的容器中进行培养，即为传代培养。根据细胞是否需要在支持物上生长，将其分为贴壁型和悬浮型。下面以贴壁细胞为例，详细介绍细胞传代培养的操作方法。

【实验目的】

1. 掌握细胞传代培养的基本技术。

2. 了解细胞传代培养的意义。

【实验原理】

细胞在生长过程中经历 G1、S、G2、M 四个阶段，传代培养可以让细胞继续经历这些阶段，保持生长和分裂。多数细胞需要在培养容器表面贴壁生长，传代培养时需要将细胞从原有容器中取出，转移到新的培养容器中。当细胞密度过高时，细胞的生长和功能会受到影响，传代培养可以控制细胞密度，维持细胞的正常生长。通过传代培养，可以维持细胞的生长和特性，避免细胞因过度生长而死亡。传代培养还可以扩大细胞数量，为更多的实验提供足够的细胞材料。

【材料】

1. 贴壁细胞。

2. 培养基、胎牛血清、PBS 溶液（或 Hanks 溶液）、0.25% 胰蛋白酶。

3. 二氧化碳细胞培养箱、倒置显微镜、离心机、细胞培养瓶、一次性吸管、废液瓶等。

【方法】

1. 将长满细胞的培养瓶从培养箱中取出，轻轻晃动培养瓶，使附着在细胞表面的碎片和凋亡的细胞掉落，然后再轻轻倒掉原培养液，用 3 ～ 5 mL 的 PBS 溶液（或者 Hanks 溶液）清洗 1 ～ 3 遍；

2. 从无细胞面的一侧加入 1 mL 的 0.25% 胰蛋白酶溶液，然后翻转培养瓶使细胞浸入消化液中；（T25 细胞培养瓶加入 0.25% 胰蛋白酶溶液 1 mL，T50 培养瓶加入量为 3 mL）

3. 快速前后旋转细胞培养瓶 4 ～ 5 次，为了促进细胞消化，还可以将培养瓶放入 37℃ 的培养箱消化 2 ～ 5 min。然后在显微镜下观察细胞的形态，待细胞皱缩变圆，细胞间隙增大时，立即加入 2 mL 的含有血清的完全培养基终止消化，然后用吸管将细胞轻轻吹打下来，收集入离心管中；

4. 1000 r/min 离心 5 min。离心完后吸出上清，丢弃；

5. 加入 2 mL 的培养基重新悬浮细胞，并将细胞分瓶转移至含有培养基的培养瓶中，然后放入 37℃，5% 二氧化碳的培养箱中培养，24 h 后观察细胞的生长状况，根据细胞生长情况进行换液，等细胞单层融合之后再次传代。

悬浮细胞传代培养不需要用 0.25% 胰蛋白酶进行消化，直接收集悬浮细胞，离心，重悬，计数，分瓶接种即可。

四、细胞冻存与复苏

【实验原理】

细胞冻存是细胞保存的主要方法之一。细胞冻存是将细胞放在低温环境（−196 ℃液氮）中保存，使细胞暂时脱离生长状态而将其细胞特性保存起来，以便长期储存的一种技术。细胞冻存起到了细胞保种的重要作用。

如果不加任何保护剂就直接冻存细胞，细胞内外环境中的水会形成冰晶，细胞内会发生一系列变化，导致细胞死亡。目前，细胞冻存多采用甘油或二甲基亚砜（dimethyl sulfoxide，DMSO）作冻存保护剂，这两种物质对细胞没有明显的毒性作用，分子量小，溶解度大，能提高细胞膜对水的通透性，加上缓慢冷冻，可使细胞内的水分渗出细胞外，减少细胞内冰晶的形成，从而对冻存细胞起到保护作用。复苏时，细胞需要快速从冷冻状态恢复至常温，以减少细胞在解冻过程中的损伤。复苏后，细胞需要在适宜的培养条件下恢复代谢活动，重新开始生长和分裂。

在细胞冻存和复苏过程中，一定要遵循"慢冻快融"原则，以达到最佳效果。

【材料】

1. 培养基、胎牛血清。

2. DMSO。

3. 细胞冻存管、梯度降温冻存盒、液氮和液氮罐。

4. 超净工作台、离心机、37℃水浴箱、−80℃冰箱、二氧化碳细胞培养箱等。

【方法】

1. 细胞复苏

在细胞复苏过程中，温度条件在 $-5℃ \sim 0℃$ 时，细胞最易受损。因此，细胞复苏一定要快，让细胞快速地通过这一温度，避免细胞损伤死亡。

（1）提前把水浴箱温度调至 37℃ 备用；

（2）从液氮中取出细胞，拿住冻存管的顶部，快速地将细胞冻存管放入 37℃ 水浴箱中，轻轻地晃动冻存管使其融解，切勿快速摇动促融，当冻存液即将完全融解时，立即从水浴箱中取出；

（3）用酒精对冻存管外部进行消毒后移送至超净工作台内；

（4）轻轻地吹打混匀细胞，将细胞悬液加入含有培养基并且已经预温的培养瓶中，然后混匀细胞，使其均匀地分布在培养瓶中，置 37℃，5% 二氧化碳培养箱中培养，第二天更换培养液。此后，根据细胞的生长状态及时进行换液和传代。也可以先离心去除冻存液后再进行后续操作。

2. 细胞冻存

（1）配置冻存液：将培养基、胎牛血清、DMSO 按 7:2:1 的比例混合，4℃ 保存；

（2）冻存前 $1 \sim 2\ d$ 进行细胞传代和换液，使细胞生长处于对数生长期。1 支冻存管可冷冻的细胞数量为：贴壁细胞 $(3 \sim 5) \times 10^6/mL$、悬浮细胞 $(5 \sim 10) \times 10^6/mL$；

（3）按照细胞传代方法将细胞消化下来，以 1000 r/min 离心 5 分钟，弃上清后加入 1 mL 冻存液。适当吹打混匀后，滴加到冻存管内。冻存管外需标明细胞名称和冻存时间等内容；

（4）将冻存管放入梯度降温冻存盒内，再放入 $-80℃$ 冰箱进行梯度降温，次日，将之移入液氮罐中冻存。若无梯度降温冻存盒，可按下面冻存顺序进行操作：将冻存管先放入 $-4℃$ 冰箱放置 30 min，再放入 $-20℃$ 冰箱 $1 \sim 2\ h$，然后再放入 $-80℃$ 冰箱过夜，最后移入液氮中长期冻存。

【注意事项】

1. 不同细胞所适用的培养基不一定相同，要根据细胞特性选择合适的培养基。

2. 进行液氮操作时必须要做好防护工作，戴上合适的手套和护目镜，避免液氮对身体的伤害。

3. 细胞可以暂时稳定保存在 −80℃ 冰箱内，但保存时间不宜超过 3 个月，长期保存需置于液氮中保存，其可以保存数年。

4. 冻存过程需要逐步降低温度，DMSO 可以防止冰晶的形成。

5. 冻存管可经高压灭菌，使用时需注意检查是否有破损。

6. 冻存管一定要旋紧盖子，做好标记，注明细胞名称、冻存时间、传代次数等内容。

7. DMSO 因具有毒性，在使用前不需高压灭菌或者超滤除菌，且高温高压会破坏其分子结构。

第二节　T、B 细胞增殖实验

一、常见免疫细胞增殖检测方法

在各种刺激因素的作用下，体内外免疫细胞会发生增殖、分化，出现细胞内 DNA 合成水平、mRNA 转录或蛋白质表达的改变，表现为细胞形态和数量的变化。细胞增殖实验就是根据细胞的上述变化，设计相应的检测方法，包括细胞直接计数法、胸腺嘧啶核苷（^{3}h-TdR）渗入法、CCK-8 比色法、噻唑蓝（MTT）比色法、羧基荧光素二醋酸盐琥珀酰亚胺酯（CFSE）标记法、2,5- 溴脱氧尿嘧啶核苷（bromodeoxyuridine，BrdU）掺入 DNA 合成检测法等。免疫细胞增殖实验是研究免疫细胞生长和分化的重要方法，现已广泛用于评估免疫细胞和机体免疫应答的能力。

（一）MTT 比色法

MTT 比色法，即噻唑蓝比色法，于 1983 年建立，是一种快速评定细胞毒性的比色分析方法，是生物材料安全性评价体系中的重要分析方法之一。其原理在于活细胞在代谢过程中，琥珀酸脱氢酶能将可溶性的 MTT 还原为可溶于二甲基亚砜（DMSO）的蓝紫色甲䏝晶体，由于甲䏝的生成量与活细胞数量呈正相关，利用酶标仪测定的吸光度值可间接反应活细胞的相对数量。该方法较为简便、安全、快捷，且成本较为低廉，被广泛运用于多种类细胞的增殖检测、药物筛选及细胞因子的活性检测中。还广泛运用于肿瘤放射敏感性测定、抗肿瘤药物的大规模筛选以及生物活性因子的活性检测等过程中。但MTT 比色法会因 DMSO 溶解的甲䏝颗粒不全而导致结果重复性较差，同时，过氧化物及重金属也会影响该方法的准确性。在抗肿瘤药物的筛选试验中，运用该方法需考虑到药物的挥发性，若未针对挥发性确定合理的试验条件，将会影响到试验结果的准确性。

（二）CCK-8 比色法

CCK-8（Cell Counting Kit-8）的主要成分为 WST8，WST-8 的检测原理与 WST-1 类似，与 WST-1 同是由日本同仁化学研究所开发的水溶性四唑盐，WST-8 化学性质较 WST-1 更稳定，更易于保存。检测灵敏度则较 MTS、XTT 和 MTT 更高，数据重复性更好，可靠性更高，且操作简便，对细胞无明显毒性。CCK-8 在应用上更适用于大规模药物的筛选，细胞毒性试验、生物活性因子的活性检测和细胞增殖检测。在细胞类型上，该方法更适用于悬浮细胞。由于 CCK-8 的细胞毒性低，因此在检测后，细胞还可重复利用，该方法相较于 MTT 法更具有实用性，可替代 MTT 法，具有更好的应用前景。

（三）胸腺嘧啶核苷（^{3}h-TdR）渗入法

胸腺嘧啶核苷（^{3}h-TdR）渗入法早期主要用于药物敏感性实验及细胞增殖检测。该方法首先是利用氚（^{3}h）标记的胸腺嘧啶核苷作为 DNA 合成的前体摄入到 DNA 合成的过程中，通过检测细胞的放射强度进而反映细胞的增殖水平。该方法敏感度高、特异性强但检测周期较长，不能检测失能的 T 细胞且会导致检测值偏低，同时，在试验过程中实验人员易受到放射性危害。

（四）2,5- 溴脱氧尿嘧啶核苷（BrdU）法

2,5- 溴脱氧尿嘧啶核苷（BrdU）法是通过检测细胞 DNA 合成进而间接反映细胞增殖水平的另一种细胞增殖测定方法。在 BrdU 的胸腺嘧啶环上，与第 5 位 C 连接的甲基

被溴取代，进而形成一种胸腺嘧啶核苷类似物，在 DNA 合成过程中，可替代脱氧胸腺核苷摄入到新合成的 DNA 中，加入固定液，使细胞 DNA 变性，利用过氧化物酶标记的抗 BrdU 抗体与细胞 DNA 上的 BrdU 相识别，后通过酶标仪检测形成的免疫复合物。检测结果的 OD 值与细胞 DNA 合成量正相关，进而能间接反映细胞的增殖水平。该方法与胸腺嘧啶核苷（^{3}h-TdR）渗入法相比，具有较多的优势，如无需同位素放射物，OD 值与细胞增殖水平强相关，检测过程简便快速等。

（五）羟基荧光素二醋酸盐琥珀酰亚胺酯法

荧光染料羟基荧光素二醋酸盐琥珀酰亚胺酯（CFSE）具有与细胞特异性结合的琥珀酰亚胺酯基团和非酶促水解作用的羟基荧光素二醋酸盐基团，是一种可穿透细胞膜、可对活细胞进行荧光标记的细胞染色试剂。

CFSE 进入细胞后可以不可逆地与细胞内的氨基结合并偶联到细胞蛋白质上，这使得 CFSE 成为一种良好的细胞标记物。在细胞分裂增殖过程中，CFSE 标记荧光可平均分配至两个子代细胞中，因此其荧光强度是亲代细胞的一半。依此类推，分裂得到的第三代细胞的荧光强度便会比第二代细胞再次减弱。这种现象可以在 488 nm 的激发光下，采用流式细胞仪进行检测分析。通过检测到的细胞荧光强度的降低情况，进一步分析得出细胞分裂增殖的情况，而 CFSE 本身并不影响细胞的增殖能力。荧光染料 CFSE 是一种很有价值的细胞标记示踪剂，不仅可用于细胞增殖检测的体外实验，还可用于追踪细胞在体内的分裂增殖过程。

（六）流式细胞仪计数法

细胞在增殖过程中，除了 DNA 合成增加外，还表现为细胞数量明显增加。因此可以应用细胞表面的特征性表面分子的荧光抗体联合检测死细胞的试剂 PI 或用 7-AAD 标记出活的特定细胞群，采用流式细胞仪检测，上样时，要控制使上样体积相同并设置相同的时间收集细胞，还要设置已知数量的荧光标记的微球作为内参照，即可对增殖细胞进行准确的计数，从而对细胞的增殖进行定量检测。

本方法可以准确计数培养体系中所有的活细胞，根据细胞数量的增加来判定细胞的增殖，准确反映相对于培养前细胞增殖的倍数。同时，该方法还避免了 ^{3}h-TdR 掺入法导致的放射性核污染。

二、应用举例 -T 淋巴细胞增殖实验——CCK-8 比色法

【实验目的】

用 CCK-8 法检测淋巴细胞在体外实验中的增殖活力。

【实验原理】

CCK-8 含有 WST-8，是一种类似于 MTT 的化合物。在电子耦合试剂存在的情况下，WST-8 可以被线粒体内的脱氢酶由红色还原成橙黄色的水溶性甲䐶。产生的水溶性甲䐶的数量和活细胞的数量成正比，细胞增殖越多越快，则其颜色越深。在一定范围内，细胞悬液颜色的深浅和细胞活力呈线性相关，用酶标仪测定细胞悬液在 450 nm 波长处的吸光度，能间接反映活细胞数量。

【材料】

1. 小鼠（8 周龄）。

2. RPMI-1640 细胞培养液（含 10% 胎牛血清、1% 青霉素和 1% 链霉素）、红细胞裂解液、PhA、无菌磷酸盐缓冲液（PBS）、CCK-8 溶液。

3. 显微镜、二氧化碳细胞培养箱、酶标仪、配有 15 mL 离心管转头及 96 孔细胞培养板转头的离心机。

4. 微量加样器、无菌吸管、无菌离心管、无菌 Eppendorf 管、解剖用眼科剪（直头）、镊子、装有 75% 乙醇的喷壶、装有 75% 乙醇的烧杯、0.75 μm 孔径细胞筛、1 mL 注射器、细胞计数板、96 孔细胞培养板等。

【方法】

1. 细胞刺激实验

（1）用颈椎脱臼法处死小鼠，将小鼠浸泡在 75% 乙醇中，5 min 后取出小鼠，放在吸水纸上，去除多余液体；

（2）剪开小鼠左侧腹部皮肤，取出脾脏，将其置于无菌滤器中，用 1 mL 注射器的注

射芯研磨脾脏 1 min，（滤器置于 50 mL 离心管上方，预先用 1 mL 培养液湿润滤器）再用 5 mL 无菌 PBS 冲洗滤器；

（3）将冲洗液转移至 15 mL 离心管中，以 1500 r/min 的转速离心 5 min；

（4）弃去上清，加入红细胞裂解液 1 mL，混匀，裂解 2 ～ 5 min；

（5）加入无菌 PBS 9 mL，以 1500 r/min 的转速离心 5 min；

（6）弃去上清，加入 1 mL 培养液，进行细胞计数；

①倍比稀释：取 3 只 1.5 mL 的 Eppendorf 管，分别标记 1、2 和 3 号。将 100 μL 细胞悬液转移至 1 号管中，2 号和 3 号管分别加入 90 μL PBS。

②从 1 号管中吸取 10 μL 细胞悬液到 2 号管，混匀后吸取 2 号管内 10 mL 细胞悬液到 3 号管中并混匀，分别获得原细胞悬液的 10 倍和 100 倍的稀释液。

③细胞计数：取洁净的细胞计数板一块，在计数区上方盖一块盖玻片。将细胞悬液摇匀，分别从 2 号管、3 号管吸取 10 μL 细胞悬液，从计数板中间平台两侧的沟槽内沿盖玻片的下边缘加到细胞计数区内，（注意不要产生气泡，图 5-1-A）静置片刻。细胞计数区分为白细胞计数区和红细胞计数区，先在低倍镜下找到白细胞计数区（WBC，图 5-1-B），再转换高倍镜观察并计数。若细胞位于线上，只计上线与右线之细胞（或计下线与左线之细胞）。计数 4 个白细胞计数区的细胞总数，再除以 4，乘以对应的稀释倍数，即为每毫升细胞悬液的细胞数。

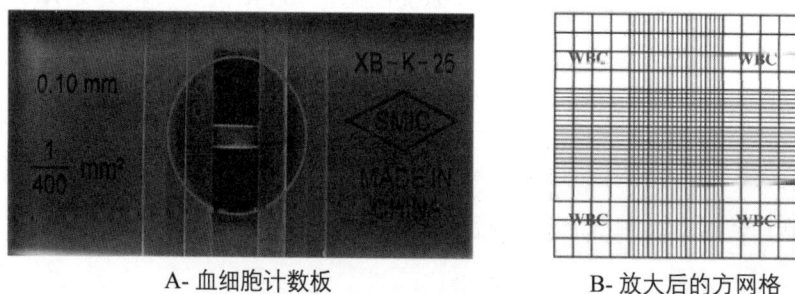

A- 血细胞计数板　　　　　　　　B- 放大后的方网格

图 5-1　血细胞计数板构造图

④根据 2 号管和 3 号管细胞计数的结果，用细胞培养液将 1 号管内细胞悬液的细胞密度调整至 5×10^6 个 / mL。

（7）细胞分组：取 4 只 Eppendorf 管，标记为Ⅰ、Ⅱ、Ⅲ、Ⅳ号管，各加 200 μL 细胞悬液；

①在Ⅰ号管中加入 PhA 0.08 μg，添加细胞培养液，使管内的液体总量达到 400 μL，PhA 的工作浓度为 0.2 μg/mL。

②在Ⅱ号管中加入 PhA 0.8 μg，添加细胞培养液，使管内的液体总量达到 400 μL，PhA 的工作浓度为 2 μg/mL。

③在Ⅲ号管中加入 PhA 8 μg，添加细胞培养液，使管内的液体总量达到 400 μL，PhA 工作浓度 20 μg/mL。

④Ⅳ号管中不加 PhA，添加细胞培养液，使管内的液体总量达到 400 μL，作为阴性对照。

（8）加样：将Ⅰ号管中的细胞悬液加到 96 孔细胞培养板的 A1 ～ A3 孔中，Ⅱ号管中的细胞悬液加到 96 孔细胞培养板的 B1 ～ B3 孔中，Ⅲ号管中的细胞悬液加到 96 孔细胞培养板的 C1 ～ C3 孔中，Ⅳ号管中的细胞悬液加到 96 孔细胞培养板的 D1 ～ D3 孔中，（这样每个样品都设了 3 个复孔）每孔 100 μL；在 E1 ～ E3 孔中各加入 100 μL 培养液，作为空白对照；

（9）将 96 孔细胞培养板置于 37℃二氧化碳细胞培养箱中，培养过夜（约 16 h）。

2. CCK-8 法检测细胞增殖

（1）分别在 A1 ～ A3、B1 ～ B3、C1 ～ C3、D1 ～ D3 和 E1 ～ E3 孔中加入 CCK-8 溶液 10 μL，（CCK-8 溶液需要加入细胞培养孔的中央，以避免 CCK-8 溶液黏附在孔壁上，影响实验结果）37℃孵育 2 h 后检测。

（2）用酶标仪测定各孔在 450 nm 波长处的 OD 值。

（3）计算细胞增殖指数：以 E1 ～ E3 孔平均 OD 值作为空白对照数据，以 D1 ～ D3 孔平均 OD 值为阴性对照数据，以 A1 ～ A3、B1 ～ B3 及 C1 ～ C3 孔平均 OD 值作为实验孔数据。

$$增殖指数 = \frac{（实验孔\ OD\ 值-空白对照\ OD\ 值）}{（阴性对照\ OD\ 值-空白对照\ OD\ 值）}$$

【结果分析】

细胞发生增殖的反应孔出现橙黄色，细胞增殖活力越强，颜色越深。用酶标仪测得 OD 值后，按上述公式可以计算增殖指数，定量反映细胞的增殖活力。

【注意事项】

1. CCK-8 试剂的颜色为粉红色，与含酚红的培养基颜色接近，加样时应注意不要漏加。

2. 培养箱培养时，将 96 孔板置于培养箱内靠近水源的地方，以减缓蒸发。

三、应用举例 -B 淋巴细胞增殖实验——CFSE 染色法

【实验目的】

通过 CFSE 染色法，可以直观地观察和量化 B 淋巴细胞的增殖情况，了解 B 淋巴细胞在特定刺激下的增殖反应，有助于研究免疫应答的机制。

【实验原理】

B 细胞在受到抗原特异性和非特异性刺激后活化和增殖。B 细胞增殖和抗体类别转换的后续记忆性 B 细胞或浆细胞分化有直接关联性。

CFSE 是一种和细胞内蛋白共价结合的荧光染料，被 488 nm 激发光激发后，会产生绿色荧光。用流式细胞仪在单参数直方图上，能够分辨出伴随细胞分裂次数增加而出现的 CFSE 荧光强度 2 倍递减现象。若同时检测细胞表面标记，能够分析特定淋巴细胞亚群的增殖反应。以下以 CFSE 标记法为例，介绍 B 细胞增殖功能的检测方法。

【材料】

1. CD43 磁珠分选的静息 B 细胞。

2. 细胞培养级 DMSO。

3. Invitrogen 公司生产的分子量 557.47，冻干粉状，-20℃ 避光保存的 CFSE。使用前取 1 支，按照说明书添加适量 DMSO，稀释至 5 g/L。

4. F(ab')$_2$—羊抗小鼠 IgM u 链（Jackson I mmunoResearc h Laboratories 公司生产，货号 115-006-020，1.2 g/L）。

5. 0.1% BSA/PBS、RPMI-1640 完全培养液、FACS 缓冲液。

6. 96 孔平底细胞培养板、流式细胞仪。

【方法】

1. CFSE 染色。

①用 0.1% BSA/PBS 调整 B 细胞浓度至 $1×10^6$ 个 /mL；

②在 15 mL 离心管中，按照 1 mL 细胞悬液添加 5 g/L 的 CFSE 溶液 2 μL，成比例计算需要标记的细胞数和 CFSE 量；

③上下颠倒混匀，避光 37 ℃孵育 10 min；

④添加 5 倍体积的冰冷 RPMI 完全培养液，冰上孵育 5 min 以终止反应；

⑤ 1500 rmp 转速离心 5 min，倾倒上清，重复离心，共 3 次；

⑥用 RPMI 完全培养液重悬，调整 B 细胞浓度为 $1×10^6$ 个 /mL；

2. 向 96 孔平底培养板的每孔加入上述 B 细胞悬液 0.1 mL。

3. 向每孔 B 细胞悬液中加入 0.1 mL 终浓度为 10 mg/L 的抗 F(ab')$_2$- 羊抗小鼠 IgMu 链，以及不加刺激剂的阴性对照，每个条件 3 个复孔，用枪头上下混匀溶液。

4. 将培养板置于 37 ℃、5% 二氧化碳细胞培养箱中，培养 72 h；

5. 离心收集 B 细胞，将每孔细胞重悬于流式细胞染色缓冲液 500 μL 中，用流式细胞仪以 488 nm 波长 FITC 通道检测 CFSE 标记的细胞荧光强度。

【结果分析】

流式细胞仪获取的数据，在第 1 张 FSC/SSC 散点图上根据细胞大小特征圈出活细胞门，以排除死细胞对检测的干扰。在此基础上，建立第 2 张 FITC-CFSE 单参数直方图，检测 CFSE 荧光递减细胞百分比。在单参数直方图上，细胞分裂的每一代都有一个明显可见的波峰。根据未刺激阴性对照组，明确第 1 代未分裂细胞的 CFSE 峰位置。CFSE 标记法检测分裂代数可达 8 代，并可以用 ModFit 软件分析细胞增殖动力模型。

【注意事项】

（1）CFSE 染色前应确保为单细胞悬液，细胞团块会影响染色效果。

（2）CFSE 浓度过高会对细胞产生毒性，染色液浓度范围一般在 0.2 ～ 25 μmol/L，这取决于 CFSE 标记细胞体外培养时间的长短或体内转输实验 CFSE 标记细胞体内追踪时间的长短。

（3）B 细胞增殖会形成细胞团块。故收集细胞上机检测前需用枪头上下吹打细胞悬液，也可在染色缓冲液中添加 2.5 mmol/L EDTA，以消散团块，保持单细胞悬液状态。

第三节　细胞凋亡的形态学检测

细胞发生凋亡时会出现一系列独特的形态学特征，如细胞体积变小；核固缩，核仁碎裂，染色质密度增高；胞质浓缩，细胞器密度增高；细胞膜皱褶、卷曲、内陷等。基于细胞核的形态特征，细胞凋亡可以被分为 I、IIa、IIb 等 3 个不同的阶段。在细胞凋亡 I 期，凋亡细胞发生萎缩，细胞质变致密，含水量下降，嗜酸性粒细胞增多，细胞表面微绒毛消失，凋亡细胞与周围正常细胞群分离。在细胞凋亡 IIa 期，染色质发生凝结，变成致密团块，或者在核膜内侧聚集（染色质边缘化），细胞核随后发生碎裂。在细胞凋亡 IIb 期，细胞骨架降解，细胞膜内陷，或发芽和移位，形成膜包裹的，包含有细胞质膜、核碎片和细胞器成分的凋亡小体。

根据凋亡细胞的形态学特征，借助光学显微镜可以清楚地观察到形态及结构发生凋亡的细胞。经苏木精 / 伊红、吉姆萨和荧光素染色后的细胞通过光学显微镜更容易观察到凋亡细胞的形态特征。通常采用的荧光素有 Hoechst 33342、吖啶橙（acridine orange，AO）或 4',6- 二脒基 -2- 苯基吲哚（4',6-diamidino-2-phenylindole，DAPI），将细胞进行染色后，通过荧光显微镜或共聚焦显微镜不仅可以观察到凋亡细胞的形态学特征，还能根据荧光信号的强度和分布观察到细胞核和染色质的状况，更加准确地判断凋亡是否发生。

一、应用举例 - 凋亡细胞直接观察法

【材料】

1. 人外周血白血病 T 细胞（Jurkat 细胞）。

2. 重组人肿瘤坏死因子相关凋亡诱导配体（recombinant human tumor necrosis factor related apoptosis inducing ligand，rhTRAIL）。

3. 含 10% FBS 的 RPMI-1640 培养液。

4. 主要设备：二氧化碳培养箱、生物安全柜、倒置显微镜或正视显微镜。

【方法】

1. 收集培养的 Jurkat 细胞，调整细胞浓度至 $3×10^5$/ mL，备用；

2. 实验分组。凋亡组，于 24 孔细胞培养板中加 Jurkat 细胞液 1 mL，加 rhTRAIL 溶液，补加含 10%FBS 的 RPMI-1640 培养液至总体积 2 mL，rhTRAIL 终浓度为 700 ng/ mL。混匀后，于 37℃、5% 二氧化碳的细胞培养箱中培养 3 h。阴性对照组，细胞培养液中不加 rhTRAIL；

3. 将细胞培养板置于倒置显微镜下，直接观察细胞凋亡情况。或者收集细胞，将细胞离心浓缩后滴到载玻片上，盖上盖玻片，静置 5 min，在倒置显微镜或正视显微镜下观察细胞形态变化。

【结果分析】

rhTRAIL 对活化的免疫细胞及多种肿瘤细胞具有诱导细胞凋亡的作用。Jurkat 细胞团状悬浮生长于培养液中，当加入 rhTRAIL 作用一定时间后，Jurkat 细胞开始发生凋亡。在显微镜下可观察到细胞团解离，细胞体积缩小，细胞膜出现皱缩，细胞膜气泡化或类似出芽状态以及众多的游离小囊泡样结构，即"凋亡小体"。阴性对照细胞则细胞聚集成大小不一的细胞团，细胞透明、折光性好、圆形、边缘较光滑完整、大小均一、形态一致。在显微镜下计数每 100 个细胞中凋亡细胞的数量，计算凋亡指数。

【注意事项】

1. 在正常培养的情况下，Jurkat 细胞受培养条件及生长状态的影响，也具有一定的自发凋亡的现象。因此，所用细胞生长状态要良好，营养要充分。否则，自发凋亡的细胞较多，易对实验结果产生影响。如果细胞状态不太好，可在使用前低速离心去除死亡、状态差的细胞碎片。

2. 培养细胞的浓度不要太大，否则影响在显微镜下观察的效果。

二、应用举例 -Hoechst 33258 **染色法**

【**实验目的**】

Hoechst 33258 染色可以清晰地显示细胞核的形态，可用于观察细胞核的结构变化。通过 Hoechst 33258 染色，可以检测细胞凋亡时细胞核的形态学变化，如核固缩、核碎裂等。

【**实验原理**】

Hoechst 33258 为特异性 DNA 荧光染料，与 A-T 键结合，可对死细胞或经 70% 冷乙醇固定的细胞立即染色。而活细胞的着色是渐进性的，在 10 min 内可达细胞内。Hoechst 33258 被激发光激发后可发出蓝色荧光。凋亡细胞染色质浓缩，被 Hoechst 33258 标记的凋亡细胞染色质的荧光强度大，碎裂的细胞核呈现大小不一的荧光斑块；而未凋亡细胞则染色质疏松均匀，细胞核染色均匀，荧光相对较弱。其他 DNA 亲和荧光染料也可以用于凋亡细胞的形态学观察，如吖啶橙、碘化丙锭和溴化乙锭等。

【**材料**】

1. K562 细胞。

2. 含 10% FBS 的 RPMI-1640 培养液。

3. 放线菌素 D。

4. 20 ug/mL Hoechst 33258 PBS 溶液。

5. 二氧化碳培养箱、生物安全柜、荧光显微镜及离心机等。

【**方法**】

1. 实验分组：凋亡组，收集培养的 K562 细胞，调整细胞浓度至 1×10^6/ mL。于 24 孔培养板中加 K562 细胞液 1 mL，加入放线菌素 D，加 10% FBS 的 RPMI-1640 培养液，放线菌素 D 终浓度为 10 ug/mL，总体积 2 mL。于 37℃、5% 二氧化碳细胞培养箱培养。阴性对照组，培养液不加放线菌素 D。

2. 细胞置二氧化碳培养箱中培养 8 h。在倒置显微镜下直接观察细胞凋亡情况。细胞凋亡后，收集细胞，以 2000 r/min 离心 10 min，弃上清，沉淀重新悬浮后涂片，室温晾干。甲醇固定 1 min，再次室温晾干。

3. 细胞涂片用 PBS 浸泡 3 min，滴加 Hoechst 33258 染液 3 滴，室温避光染色 10 min，

用水洗涤 3 次，每次 3 min。最后用 50% 的甘油封片，在荧光显微镜下观察细胞的形态变化并拍照。

【结果分析】

在荧光显微镜下，可观察到经放线菌素 D 处理的细胞细胞核固缩，染色质浓缩，荧光强度增强，一些细胞核碎裂，呈现大小不一的荧光斑块；而未凋亡的细胞则染色质疏松均匀，细胞核染色均匀，荧光相对较弱，细胞核大小一致。细胞凋亡过程中，细胞核染色质的形态学改变分为三期：I 期的细胞核呈波纹状（rippled）或呈折缝样（creased），部分染色质出现浓缩状态；IIa 期细胞核的染色质高度凝聚、边缘化；IIb 期的细胞核裂解为碎块，产生凋亡小体。

【注意事项】

1. Hoechst 33258 为荧光染料，易淬灭。染色及洗涤过程应尽量避光。在显微镜下观察时应尽量缩短观察时间。

2. 如果有条件，可以在封片剂中加抗荧光淬灭剂，以延长荧光显示时间。

第四节　细胞凋亡的生物化学检测

除了形态学特征的改变，细胞凋亡还涉及一系列生化特征的变化，如 DNA 降解、3'-Oh 末端的形成、细胞色素 C 的释放及 caspase 的活化等，找到细胞凋亡过程中生化指标的改变，并基于这些变化设计对应的检测方法，是鉴定细胞凋亡的一种有效策略。如琼脂糖凝胶电泳法、原位末端标记法、ELISA 法、免疫印迹法等，这些方法均具有很高的特异性和敏感性。

一、琼脂糖凝胶电泳法

细胞凋亡最显著而具特征性的生化特征是染色体 DNA 链在核小体之间被切割，形成 180 ～ 200 bp 或其整数倍的 DNA 片段，琼脂糖凝胶电泳可见特征性的"梯状（ladder）"带。这是判断细胞有无凋亡发生的一种简便方法，但它有以下缺点：不能提供单个细胞或相关细胞的组织学定位或细胞分化等凋亡信息；不能进行准确定量；灵敏性较差，要求所测标本细胞数在 1×10^6 以上才能使电泳清晰；只适用于含有单一细胞成分标本的测定，对组织细胞成份复杂者，不能确定凋亡发生于哪类细胞。

应用举例——琼脂糖凝胶电泳检测凋亡细胞核 DNA 片段

【实验目的】

细胞凋亡时，细胞内的核酸酶会切割核 DNA，产生特定长度的 DNA 片段。通过检测这些片段，可以确认细胞是否发生了凋亡。通过电泳可以将不同大小的 DNA 片段分离开来，从而分析出凋亡过程中产生的 DNA 片段的大小和分布。

【实验原理】

在电场中，DNA 分子会根据其大小和形状向阳极移动。较小或线性 DNA 分子移动速度较快，而较大或超螺旋 DNA 分子移动速度较慢。琼脂糖凝胶是一种多孔的物质，可以作为一个分子筛，根据 DNA 分子的大小将其分离。较小的 DNA 片段可以更容易地穿过凝胶孔，因此移动得更远。为了可视化 DNA，通常使用荧光染料（如溴化乙锭）对 DNA 进行染色。染色后的 DNA 在紫外光下会发出荧光，便于观察和分析。凋亡细胞的 DNA 被核酸酶切割成大约 180～200 bp 的倍数的片段，这种特定的片段模式在电泳凝胶上表现为特征性的"梯状"图案。

【材料】

1. 小鼠脾细胞。

2. 含 10% FBS 的 RPMI-1640 培养液，地塞米松磷酸钠注射液，1 kb plus DNA Ladder、细胞裂解液（10 mmol/L Tis- hCl，pH8.0、10 mmol/L NaCl，10 mmol/L EDTA，100 Fμg/ mL 蛋白酶 K，10 mg/mL RNase，1% SDS），苯酚／氯仿（1:1），苯酚／氯仿／异戊醇（25:24:1），氯仿，3 mol/L 乙酸钠，pH5.2、-20℃预冷的无水乙醇、TE 缓冲液（10 mmol/L Tris- hCl pH8.0，1 mmol/L EDTA）、100 bp Ladder Marker，50×TAE 电泳缓冲液（Tris 242 g、乙酸 57.1 mL、0.5 mol/L EDTA，pH8.0 100 mL，加蒸馏水至 1 L）、低熔点琼脂糖。

3. 二氧化碳培养箱、生物安全柜、水平电泳槽及电泳仪、恒温水浴箱、正视显微镜及离心机、凝胶图像分析系统。

【方法】

1. DNA 提取

（1）脾细胞分离：4 周龄 Balb/c 小鼠经麻醉后处死，无菌条件下取出脾脏，机械研磨出游离脾细胞，用预冷的裂解液将红细胞裂解，用 PBS 将脾细胞洗涤，最后悬浮于 10% FBS 的 RPMI-1640 培养液中，浓度为 $2 \times 10^6/mL$；

（2）实验分组。凋亡组，于 6 孔细胞培养板中加脾细胞液 2 mL，加地塞米松溶液，补加含 10%FBS 的 RPMI-1640 培养液至总体积 4 mL，地塞米松终浓度为 1 μmol。混匀后，于 37℃、5% 二氧化碳培养箱中培养 10 h。阴性对照组，细胞培养液中不加地塞米松；

（3）分别收集各组细胞，以 PBS 洗 1 次，2000 r/min 离心 5 min。弃上清，加含蛋白酶 K 和 RNase 的细胞裂解液 500 μL，混匀，50℃水浴 2 h，不时振摇。以等体积的苯酚 / 氯仿（1:1）、苯酚 / 氯仿 / 异戊醇（25:24:1）和氯仿各抽提 1 次；

（4）收集上清移至另一离心管，加 0.5 mL 氯仿 / 异戊醇（24:1）抽提，混匀后于 4℃、12000 r/min 离心 5 min；

（5）移上清至另一离心管，加 100 μL 的 3 mol/L 乙酸钠和 1 mL 预冷无水乙醇，混匀后置 -20℃过夜沉淀 DNA，4℃、12000 r/min 离心 10 min，弃上清；

（6）沉淀重新悬浮于 70% 乙醇，4℃、12000 r/min 离心 10 min，弃上清。置室温干燥 10 ～ 30 min，加 30 μL TE 缓冲液溶解 DNA。于 260 nm 和 280 nm 测定 DNA 含量。

2. 电泳

（1）制备含 EB（终浓度 0.2 μg/mL）的 1.6% 的琼脂糖凝胶，将胶移入 $1 \times TAE$ 缓冲液的电泳槽内；

（2）取 5 μL 样品溶液与等体积加样缓冲液混匀，依次上样，以 10 V/cm 电泳 2 ～ 3 h；

（3）以双蒸水脱色 1 h，在紫外灯下观察。置凝胶成像系统中拍照分析。

【结果分析】

凋亡细胞 DNA 提取物在电泳后呈现典型的 DNA 阶梯状条带，正常细胞 DNA 提取物在点样附近呈现出一条条带，坏死细胞则为弥散状条带。

【注意事项】

1. 细胞裂解液中要有足够的蛋白酶 K 和 RNA 酶，消化时间可适当延长，使蛋白及 RNA 充分降解。RNA 酶需经高温预处理灭活 DNA 酶。

2. 加氯仿等提取液时要快速剧烈混匀，有利于蛋白变性沉淀。氯仿及苯酚具有一定的挥发性，对身体有一定的危害，操作时应在通风橱中进行。

3. 电泳时，上样量一定要合适，量少跑不出条带，量多则荧光太强使条带分辨不清。

4. EB 具有潜在的致畸作用，操作时要戴乳胶手套，注意防护。

二、ELISA 方法

ELISA 方法是定量检测细胞凋亡的免疫学方法，其基本原理是利用 ELISA 方法检测由组蛋白及 DNA 片段形成的核小体。在微定量板上吸附抗组蛋白抗体，加入细胞裂解后离心，得到含有核小体的上清液，核小体上的组蛋白与包被的抗组蛋白抗体结合；加入辣根过氧化物酶标记的抗 DNA 抗体，与核小体上的 DNA 结合；加酶和底物，测光吸收值。其优点有：无须使用放射性同位素，可对细胞凋亡进行定量检测；抗组蛋白抗体无种属特异性，可用于各种物种的细胞凋亡的检测；敏感性高，所需细胞数少，可检测低至 5×10^2/ mL 的凋亡细胞。

三、原位末端标记法（in situ end-labeling，ISEL）

ISEL 法基本原理是渗入凋亡细胞中的外源性核苷酸在酶的催化下与凋亡细胞内断裂的 DNA 链相结合，通过一定的显示系统显示出来。通常有两种方法：一种是 DNA 聚合酶 I 或 Klenow 大片段介导的原位缺口平移（in situ nick translation，ISNL）法，另外一种是末端脱氧核糖核酸转移酶（terminal deoxynucleotidyl transferase，TdT）介导的 dUTP 缺口末端标记技术（terminal deoxynucleotidyl transferase-mediated-dutp-digoxigenin nick end labeling，TUNEL）。ISEL 法并非比形态学判断细胞凋亡更敏感，但该法最大的优点是便于检测，特别在凋亡细胞较少，且散在分布于组织中，周围组织含有较多的多形核细胞，以及肿瘤组织核分裂象细胞数较多时，使用该法更便于识别凋亡细胞。

四、Caspase-3 活性检测法

Caspase 家族在细胞凋亡中发挥着重要作用，其中 Caspase-3 是关键分子。Caspase-3 在正常情况下以酶原形式存在于细胞浆中，在细胞凋亡早期，Caspase-3 被激活，催化裂解相应的胞浆胞核底物，导致细胞凋亡。凋亡晚期，细胞及死细胞的 Caspase-3 活性明显下降。可用能与 Caspase-3 反应的底物通过 Western blot、荧光标记及流式细胞术等检测细胞内 Caspase-3 的活化程度，从而判断细胞的凋亡程度。

使用该方法时需要注意，细胞裂解液中要含蛋白酶抑制剂以避免蛋白酶对靶蛋白的降解；保证每个泳道的蛋白质上样量要一致；当一抗来自动物时，要选择对应的二抗以避免两者产生免疫反应，且二抗稀释液中不能含叠氮钠，以免影响酶活性。

五、细胞色素 C 释放检测法

正常情况下，细胞液中没有细胞色素 C，但当线粒体膜受到损伤后，细胞色素 C 结汇，被释放到细胞液中，与 Apaf-1 一起结合 Caspase 9 酶原形成凋亡小体，激活 Caspase 9，Caspase 9 进一步活化 Caspase 3 等效应酶，从而产生细胞凋亡的生物学效应。因此，通过分子生物学技术检测线粒体释放细胞色素 C 的情况，可以分析细胞是否发生细胞凋亡以及细胞是否通过细胞色素 C 途径发生凋亡。

常用免疫印迹技术检测顺铂诱导 Jurkat 细胞线粒体释放的细胞色素 C。使用该方法时需要注意：细胞裂解液中要加入蛋白酶抑制剂以避免靶蛋白被降解；要低渗快速裂解，以免破坏线粒体；用高速离心法去掉线粒体等细胞器，以免上清中混有线粒体，影响实验结果；要保证每个泳道的蛋白上样量一致；二抗稀释液中不能含有叠氮钠，以免影响酶的活性。

第五节　流式细胞术检测细胞凋亡

流式细胞仪（flow cytometry，FCM）可对浮在液相中且分散着的生物细胞进行定性、定量分析与分选，其不仅速度快、敏感性和精确度高，而且对于不同细胞发生凋亡进度不同的过程，检测得更准确。FCM 检测的信号与酶联免疫吸附试验相似，只是用荧光剂代替了催化酶。FCM 通过检测荧光参数及光射特征来检测细胞凋亡情况，检测得到的并非是单个细胞的凋亡情况，而是对所有加入的悬浮细胞的凋亡情况进行统计。工作原理为当待检测的细胞依次排列进入该仪器的液流系统、光学系统时，经激光照射，被荧光标记了的细胞向空间各个方向散射光线，其中，前向散射光（forward scatter，FSC）强度代表了细胞的大小，而侧向散射光（side scatter，SSC）与细胞颗粒的复杂程度，即细胞内部细胞器及胞质的折射率有关。细胞凋亡时，细胞固缩，体积变小，细胞内颗粒往往增多，故凋亡细胞的 FSC 降低，SSC 增高；相反，正常细胞的 FSC 增高，SSC 降低；而坏死细胞的 FSC 和 SSC 同时增高。因此，可区分正常、坏死和凋亡细胞。需要注意的是，细胞胞质是否均一、胞核与胞质比率差异等均可使检测结果不同，从而影响对凋亡细胞的判断。

一、细胞周期的测定

一个细胞周期可以人为地划分为 G1 期、S 期、G2 期和 M 期，其中 S 期、M 期为细胞增殖的关键时期，主要完成 DNA 的合成及细胞分裂。DNA 含量随 4 个时期的变化而呈周期性变化。线粒体介导的、膜受体介导的细胞凋亡均与细胞周期密切相关，总是发生在细胞周期的特定时相（如星形胶质细胞凋亡大多发生在 G1 期及 G1 期的阻留状态即 G0 期）。细胞凋亡是细胞周期事件。细胞凋亡后发生 DNA 断裂，用碘化丙啶（propidine iodide，PI）、苯基吲哚、吖啶橙等染色剂标记 DNA，通过 FCM 分析，可以得到细胞各时期的分布状态，便可计算出 G1、S、G2 和 M 期细胞各占多少，以判定细胞凋亡的程度和比率。其缺点是受反应时间、温度等影响，溢出 DNA 小片段的程度不同，会出现凋亡细胞与非凋亡细胞的重叠峰。

二、磷脂酸结合蛋白 V（Annexin V）/PI 双染法对凋亡细胞的检测

磷脂酰丝氨酸（phosphatidylserine，PS）又称复合神经酸，位于正常细胞膜的胞质一侧，在细胞凋亡早期，PS 可从细胞膜胞质侧翻转到细胞膜外表面。基于此现象，利用 Ca^{2+} 依赖性的 Annexin V 可与 PS 特异性结合，且亲和力高，可用 Annexin V（荧光素或生物素标记）作为荧光探针，采用 FCM 或荧光显微镜进行检测，此法敏感性较高，适用于细胞凋亡早、中期。不足之处是坏死细胞的 PS 亦暴露于细胞膜外表与 Annexin V 结合，可出现假阳性，干扰检测结果的准确性。碘化丙啶（propidine iodide，PI）为一种核酸染色剂，可与细胞核结合将细胞核染为红色。PI 不可透过正常的细胞膜，可透过凋亡中、晚期以及坏死细胞的细胞膜，适用于在排除细胞坏死的前提下的细胞凋亡中晚期检测。可将 Annexin V 与 PI 同时使用，借助 FCM 分析 Annexin V 和 PI 的示色情况，其中 Annexin V⁻/PI⁻ 表示正常细胞、Annexin V⁺/PI⁺ 表示晚期凋亡细胞、Annexin V⁺/PI⁻ 表示早期凋亡细胞、Annexin V⁻/PI⁺ 表示坏死细胞。该方法的特点是细胞分群明显，结果灵敏，但是为防止造成细胞膜损伤，操作要求严格，费用昂贵。

应用举例 -Annexin V/PI 双染法对凋亡细胞的检测

【实验目的】

1. 区分活细胞、凋亡早期细胞、凋亡晚期或坏死细胞。

2. 通过流式细胞术或荧光显微镜，可以定量分析凋亡细胞的比例。

【实验原理】

Annexin V 是一种钙依赖性磷脂结合蛋白，对磷脂酰丝氨酸（PS）具有高亲和力。在细胞凋亡的早期阶段，细胞膜上的 PS 会从细胞内翻转到细胞外，因此凋亡早期的细胞可以被 Annexin V 标记。碘化丙啶（PI）是一种核酸染料，可以穿透细胞膜并结合到细胞内的 DNA 上。活细胞的细胞膜完整，PI 不能进入细胞内，因此活细胞不会被 PI 标记。而当细胞膜受损（如凋亡晚期或坏死细胞），PI 可以进入细胞并标记 DNA。同时使

用 Annexin V 和 PI，可以区分出不同的细胞状态。活细胞为 Annexin V 阴性、PI 阴性；凋亡早期细胞为 Annexin V 阳性、PI 阴性；凋亡晚期为 Annexin V 阳性、PI 阳性。

【材料】

1. 小鼠胸腺细胞。

2. 含 10% FBS 的 RPMI-1640 培养液、地塞米松磷酸钠注射液、PBS（137 mmol/L NaCl、2.7 mmol/L KCL、4.3 mmol/L $Na_2hPO_47h_2O$，1.4 mmol/L K h_2PO_4）、Annexin V-FITC/PI 细胞凋亡试剂盒。

3. 二氧化碳培养箱、生物安全柜、倒置显微镜、离心机及流式细胞仪。

【方法】

1. 胸腺细胞经 2 μmol/L 地塞米松处理，37℃、5% 二氧化碳细胞培养箱培养 10 h。阴性对照组不加地塞米松；

2. 依次收集每孔细胞悬液，用结合液洗 2 次，于 4℃，2000 r/min 离心 5 min，最后加结合液 100 μL 重新悬浮细胞；

3. Annexin V-FITC 溶液和 PI 溶液各加 5 μL，混匀后 4℃避光孵育 15 min；

4. 加入 400 μL 结合液，重新悬浮细胞后，以流式细胞仪检测细胞凋亡情况，每个样品检测 10000 个细胞，用 Cellquest 软件进行细胞凋亡分析。

【结果分析】

在 FITC（FL1 通道）和 PI（FL2 通道）的对数荧光散点图中可出现早期凋亡及晚期凋亡细胞、活细胞和坏死细胞的不同细胞群。经地塞米松处理的胸腺细胞中，早期凋亡细胞出现在右下象限；凋亡继发性坏死细胞即晚期凋亡细胞出现在右上象限；坏死细胞呈现在左上象限。流式细胞仪在其分析表中可以把检测的细胞群内的活细胞、早期凋亡细胞、晚期凋亡细胞和坏死细胞以百分率及实际数的形式直观地显示出来。

【注意事项】

1. 洗涤细胞一定要用含钙离子的结合液，否则 AnnexinV 与 PS 不结合。如果试剂盒提供的结合液不够用，可用含钙离子的其他平衡缓冲液代替。

2. 荧光染料 FITC 特别容易淬灭，标记时注意避光，观察时动作要迅速。染色后应立即上机检测，1 h 内检测完毕。

3. 不同公司的 Annecxin V-FITC 细胞凋亡检测试剂盒的操作步骤略有不同，应按照操作说明进行。

4. 严格地进行细胞计数，细胞过多会影响染色和检测结果。

5. PI 具有毒性，有潜在的致畸作用，操作时要戴乳胶手套，注意防护。

6. 实验应设立阴性和单阳性对照，以调整样品检测的最佳工作电压和荧光补偿，优化检测条件。

7. 细胞凋亡检测也可以不加 PI，仅利用 Anmexin-FITC 进行单染，不需要作单阳性对照，直接做直方图分析凋亡率，优点是易操作、方便。

8. 被标记的细胞除可以用于流式细胞仪检测外，还可以用荧光显微镜进行观察分析，计算细胞凋亡指数。

三、线粒体膜电位（mitochondrial membrane potential，MMP，$\Delta\psi m$）检测

线粒体膜电位是线粒体内膜两侧质子分布不均一而形成的电化学梯度。研究表明，细胞凋亡时，线粒体膜孔道大小及膜电位会发生改变，许多刺激因子可通过线粒体诱导细胞发生凋亡。凋亡早期的细胞，在线粒体镜下还未出现显著变化时，其实际上的膜电位已经开始改变：膜通透性增加，跨膜电位下降。因此 $\Delta\psi m$ 下降被认为是凋亡最早的现象，如果 $\Delta\psi m$ 被破坏，则细胞凋亡不可逆转。一些亲脂阳离子荧光染料，如罗丹明 123、JC-1、DiOC6 等可与线粒体基质紧密结合，细胞聚集染料能力的下降程度与膜电位的下降程度呈正相关。细胞凋亡时，线粒体内膜负电位的绝对值减小，荧光强度降低，借助 FCM 以及荧光显微镜均可精确地检测出线粒体跨膜电位的变化情况，可判断细胞凋亡的情况。需要注意的是，$\Delta\psi m$ 变化的检测属于电化学方法，pH 值的改变会使细胞膜电位发生变化，在应用时需保持平衡染液 pH 值前后一致。

应用举例——线粒体膜电位检测细胞凋亡

【实验目的】

通过监测线粒体膜电位的变化来检测细胞是否发生凋亡，理解线粒体在细胞凋亡过程中的作用和机制。

【实验原理】

线粒体是细胞内能量的主要生产者，其功能的维持依赖于跨线粒体膜的电位差（ΔΨm）。在细胞凋亡的早期阶段，线粒体膜电位会下降。常用的荧光探针如 JC-1（5,5',6,6'-tetrachloro-1,1',3,3'-tetraethylbenzimidazolylcarbocyanine iodide）可以用来检测线粒体膜电位。JC-1 在膜电位较高时聚集在线粒体中，形成红色荧光复合物；而在膜电位较低时，JC-1 以单体形式存在，发出绿色荧光。通过荧光显微镜或流式细胞仪检测 JC-1 的荧光信号，可以判断线粒体膜电位的变化。正常细胞通常显示红色荧光；而凋亡细胞的红色荧光减弱，绿色荧光增强。

【材料】

1. U937 细胞。

2. 含 10% FBS 的 RPMI-1640 培养液、顺铂、PBS、线粒体膜电位检测试剂盒（JC-1）。

3. 二氧化碳培养箱、生物安全柜、倒置显微镜、离心机及流式细胞仪等。

【方法】

用流式细胞仪检测顺铂作用的 U937 细胞线粒体膜电位的变化，操作程序如下。

1. 收集培养的 U937 细胞，调整细胞浓度为 4×10^5/ mL，加入 6 孔培养板 3 mL/ 孔；

2. 凋亡组：顺铂处理，终浓度为 30 μg/mL。阴性组：不加顺铂；

3. 细胞置二氧化碳培养箱中培养 12 h，收集每孔的细胞悬液，用 JC-1 染色缓冲液洗 2 次，4℃，2000 r/min 离心 6 min；

4. 重新悬浮于 0.5 mL 的 RPMI-1640 细胞培养液中，加入 0.5 mL JC-1 染色工作液，混匀后置二氧化碳培养箱继续孵育 20 min；

5. 以 2000 r/min 离心 6 min，用移液器小心移去上清。用 JC-1 染色缓冲液洗 2 次，以 2000 r/min，离心，每次 6 min；

6. 弃上清，每管加 500 μL JC-1 染色缓冲液。

7. 以流式细胞仪检测细胞，每个样品检测 10000 个细胞，获取检测数据并分析。

【结果分析】

利用流式细胞仪检测，以 FL1 检测绿色荧光，以 FL2 检测红色荧光。以 FL2 对 FL1 做散点图并在正常细胞的散点图上画十字象限。如果凋亡的细胞线粒体膜结构发生破坏，膜电位就降低，JC-1 不能聚集在线粒体的基质中，此时的 JC-1 为单体，故凋亡细胞被光激发产生的红色荧光强度降低。以正常细胞为参照，分析凋亡细胞的线粒体膜电位变化，细胞发生凋亡在散点图上表现为第 4 象限（右下象限）的细胞百分率增加，说明细胞的线粒体膜电位降低，顺铂影响了线粒体结构。由于顺铂诱导细胞凋亡，而导致线粒体膜电位降低，提示其可能通过线粒体细胞凋亡信号传导途径诱导细胞凋亡。

【注意事项】

1. 工作液配制时，先把 JC-1（200×）用超纯水充分溶解混匀后，加入 JC-1 染色缓冲液（5×）。不可先配制 JC-1 染色缓冲液（1×）再加入 JC-1（200×），因这样的操作 JC-1 会很难充分溶解，会严重影响后续的检测。

2. 装载完 JC-1 后，用 JC-1 染色缓冲液（1×）洗涤时，使 JC-1 染色缓冲液（1×）保持在 4℃左右，此时的洗涤效果较好。

3. JC-1 探针装载完并洗涤后，尽量在 30 min 内完成后续检测。在检测前需冰浴保存。

4. 请勿把 JC-1 染色缓冲液（5×）全部配制成 JC-1 染色缓冲液（1×），试剂盒使用过程中，需直接使用 JC-1 染色缓冲液（5×）。

5. 如果发现 JC-1 染色缓冲液（5×）中有沉淀，必须全部溶解后才能使用，为促进溶解，可以在 37℃加热。

6. 为达到理想的检测结果，应设立阳性对照和阴性对照。以阳性对照进行荧光补偿及条件优化。

7. 一般用细胞凋亡诱导剂羰基氰化物间氯苯腙（carbonylcyanide 3-chlorophenylhydra-zone，CCCP）处理细胞作为阳性对照。CCCP 为线粒体电子传递链抑制剂，有毒，使用时应注意小心防护。

8. 不同公司的试剂盒的操作步骤略有不同，应严格按照说明书进行操作。

　　并不是所有凋亡的细胞均有线粒体膜电位的变化。受细胞种类、凋亡诱导剂种类以及作用时间的影响，一些细胞凋亡时没有线粒体膜电位的变化。

第六章 免疫标记技术

免疫标记技术是以示踪物质标记抗原或抗体，利用抗原抗体特异性反应原理，通过示踪物质显示和放大抗原抗体反应信号，从而能够进行定位和定量检测组织、细胞和液相标本中微量抗原或抗体的一种技术。根据示踪物质的不同，可分为酶免疫、荧光免疫、化学发光免疫和电化学免疫等一系列免疫分析技术。而放射性免疫标记法虽然灵敏度高、特异性强，但因存在放射危害、标记不稳定等问题，在我们的实验课程中不涉及，故不赘述。

第一节 免疫酶技术

免疫酶技术（immunoenzymatic technique，IET）是一种用酶标记抗体（或抗原）检测特异性抗原（或抗体）的方法。它将抗原抗体反应的特异性和酶的高效催化作用相结合，通过酶作用于底物后的显色来判定结果。可用目测法定性，也可用酶标仪测定光密度（optical density，OD）以反映待测抗原或抗体的含量。本法灵敏度高、特异性强，可检测可溶性抗原或抗体，也可检测组织或细胞表面的特异性抗原。根据免疫酶技术的实际应用目的，可分为免疫酶组织化学技术（immunoenzymatic histochemistry，IEH）和酶免疫测定（enzyme immunoassay，EIA）两大类。后者根据抗原抗体反应后是否需要将结合的酶标记物和游离的酶标记物分离，又分为异相酶免疫测定（heterogeneous enzyme immunoassay）和均相酶免疫测定（homogeneous enzyme immunoassay）两种类型。异相酶免疫测定是目前应用最广的一类免疫检测技术，根据实验中是否使用固相支持物作为吸附抗体或抗原的载体，又分为固相酶免疫测定和液相酶免疫测定两种类型，其中以酶联免疫吸附试验（enzyme-linked immunosorbent assay，ELISA）最为常用，它既可用于测定抗体，又可用于测定可溶性抗原及细胞抗原，本节即着重介绍 ELISA 的原理和方法。

ELISA 的基本原理：先将已知的抗体或抗原结合在某种固相载体上，并保持其免疫活性。测定时，将待检标本和酶标抗原（或抗体）按不同步骤与固相载体表面吸附的抗体或抗原发生反应，再用洗涤的方法分离未结合的游离成分，然后加入酶的作用底物催化显色，进行定性或定量检测。根据检测目的和操作步骤的不同，有以下四种类型的常用方法。

1. 间接法

间接法是用于筛检抗体（抗特定抗原成分的特异性抗体）最常用的方法。与直接法有如下不同。（图 6-1）

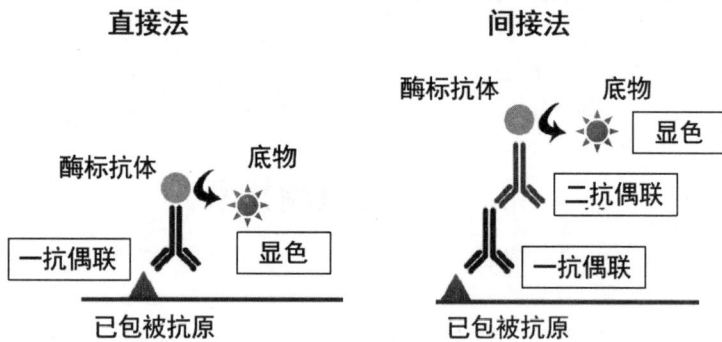

图 6-1　酶联免疫吸附试验（ELISA）直接法与间接法示意图

间接法在操作时，先将已知抗原吸附于固相载体，经洗涤，加入含有被测抗体的标本，若标本中含有相应的特异性抗体，即与包被在固相表面的抗原结合，洗涤后，加入酶标记抗 Ig 抗体（二抗），再经孵育洗涤后，加底物显色，底物降解的量，即待测抗体的量，其结果可用目测定性或用分光光度计测定定量。本法用不同种抗原包被固相载体后，只要用一种酶标记抗人 Ig 抗体，即可作多种人的传染病、寄生虫病以及其他疾病的血清学诊断。如酶标记抗人 IgM，可用于早期诊断。

2. 双抗体夹心法

双抗体夹心法适用于检测血清、脑脊液、胸腹水等各种液相中的可溶性抗原及其含量。其原理如图 6-2 所示。

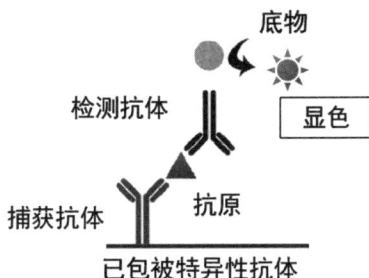

图 6-2 酶联免疫吸附试验（ELISA）双抗体夹心法示意图

在操作时，先将已知的特异性抗体（capture antibody，捕获抗体）包被于固相载体，洗涤后加入待检标本（含相应抗原），如待检标本中有相应抗原存在，即可与包被于固相载体上的特异性抗体结合，洗涤去除未结合的成分后，加入该抗原特异的酶标抗体（detection antibody，检测抗体），再经孵育洗涤，去除未结合的酶标抗体，加底物显色进行测定，底物降解的量即待测抗原的量。包被所用的抗体和酶标抗体通常是针对同一抗原分子中不同抗原表位的单克隆抗体。这种方法检测的抗原必须有两个可以与抗体结合的部位，因为其一端要与包被于固相载体上的抗体作用，而另一端则要与酶标记的特异性抗体作用。因此，此法适用于多价大分子抗原的检测，而不能用于相对分子质量小于5000 的半抗原之类的抗原测定。

3. 竞争法

竞争法可用于抗原和半抗原的定量测定，也可用于测定抗体。以测定抗体为例，将特异性抗原吸附于固相载体表面，经洗涤后分成两组：一组加酶标记抗体和被测抗体的混合液，而另一组只加酶标记抗体，再经孵育洗涤后加底物显色，这两组底物降解量之差，即为所要测定的未知抗体的量，如图 6-3 所示。

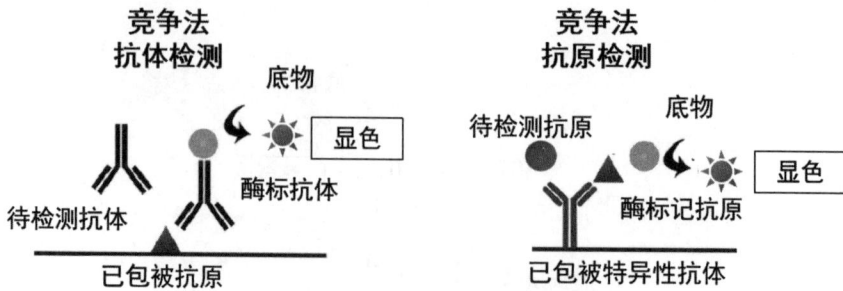

图 6-3 酶联免疫吸附试验（ELISA）竞争法示意图

竞争法所测定的抗原只要有一个结合部位即可，因此，对小分子抗原（如激素和药物之类）的测定常用此法。该法的优点是速度快，因为只有一个保温洗涤过程。但其缺点是需用较多量的酶标记抗原。

4. 生物素 - 亲和素法（BA-ELISA）

生物素（biotin，B）又称辅酶 R 或维生素 H，可从蛋黄中提取；亲和素（avidin，AV）从蛋清中提取，1 个亲和素分子含 4 个相同亚基，可结合 4 个生物素分子，两者结合具有高度转移性和高亲和力。一个生物素化抗体或抗原分子上往往结合有多个生物素，从而能够和多个亲和素标记酶结合，相对于之前三个 ELISA 方法，生物素 - 亲和素法使待测抗原或抗体上相对结合的酶分子数量大大增加，从而放大了抗原抗体反应检测信号，提高了检测灵敏性。但因亲和素非特异性结合高，常使用链霉亲和素（Streptavidin，SA）与生物素进行结合，生物素 - 链霉亲和素双抗体夹心法检测细胞因子，其灵敏度可达 pg/mL 水平。

下以抗 -HBs 抗体检测为例介绍 ELISA。

一、ELISA 检测抗 -HBs 抗体

【实验目的】

检测待测血样中乙型肝炎病毒（hepatitis B virus，HBV）表面抗体（抗 -HBs）的含量，以判定是否为乙肝抗 HBs 阳性。

【实验原理】

将包被有乙型肝炎病毒表面抗原（HBsAg）的聚苯乙烯微量反应板的各孔分别与病人标本或适当的对照标本一起温育。如果标本中存在抗体，它就与固相抗原发生免疫反应。洗去未结合物，加标有生物素的抗人 IgG 单克隆抗体（B-MAHG），以便形成固相抗原 - 抗体 - 第二抗体复合物。洗去未结合的 B-MAHG 后，孔内加预制的亲和素 - 生物素化辣根过氧化物酶复合物（avidin-biotin-pcroxidase complex，ABC）。ABC 通过亲和素 - 生物素桥与抗原 - 抗体 - 第二抗体相结合，形成一种含过氧化物酶的固相网。洗去未结合的 ABC 后，各孔加含有过氧化氢和邻苯二胺（o-Phenylenediamine，OPD）的底物溶液。经温育后，出现黄色或橙红色，其深度与标本的抗 -HBs 量呈正相关。在测量限度内，样品的抗体量越大，则吸光度越高。加酸终止酶反应。对照标本的吸光度用酶标分光光度计在波长 492 nm 处测量。若标本的吸光度值等于或大于核定的阈值，就认为有抗 -HBs 反应性。

【材料】

1. 待检血清或血浆。

2. 试剂盒组分。

（1）HBsAg，溶于含 50% 甘油的 PBS。

（2）B-MAHG，溶于含 50% 甘油的 PBS。

（3）ABC，溶于含 50% 甘油的 PBS。

（4）阴性对照血清。

（5）阳性对照血清。

（6）OPD 结晶。

（7）浓缩的 HBsAg 稀释剂。

（8）洗涤液。

（9）底物缓冲液。

（10）新生小牛血清。

（11）聚苯乙烯微孔板。

【方法】

1. 包被：将 1 mL HBsAg 稀释剂和 9 mL 蒸馏水吸入一干净试管或烧杯内。将全部 HBsAg 溶液移入此容器，缓慢充分地将三者混匀后，在微板各孔加 100 μL 混合液。将微板置于湿盒中，37℃水浴 2 h 或 4℃过夜，倒去微板中的包被溶液；

2. 封闭：将全部浓缩洗涤液移入一干净烧杯，加 490 mL 蒸馏水，混匀。将烧杯 37℃水浴 2 h，获得"洗涤液"。将 5 mL HBsAg 稀释剂、5 mL 新生小牛血清和 40 mL 蒸馏水移入一干净烧杯，彻底混匀，形成封阻稀释液。各孔加 100 μL 封阻稀释液，37℃水浴 2 h 或 4℃过夜。倒去孔内液体，用洗涤液洗 3 次；

3. 加样：分别将 100 μL 阴性（3 份）和阳性（1 份）对照样品加入选定的反应孔内。吸取 100 μL 待检标本加于各反应孔。将微板 37℃水浴 1 h。按"步骤 2"洗涤 3 次；

4. 加 B-MAHG：将全部 B-MAHG 溶液移入一干净试管，加 10 mL 封闭稀释液并彻底混匀，各孔加 100 μL，37℃水浴 45 min，按"步骤 2"洗涤 3 次；

5. 加 ABC：将全部 ABC 溶液移入一干净试管，加 10 mL 封阻稀释液并彻底混匀，各孔加 100 μL，37℃水浴 30 min，按"步骤 2"洗涤 3 次；

6. 加底物：将 5 mg OPD 溶于 10 mL 底物缓冲液内，加 150 μL 3% 过氧化氢并彻底混匀，各孔加 100 μL，37℃温育 10 min；

7. 测定：各孔加 100 μL 2 mol/L 硫酸以终止酶反应。酶标分光光度计用底物空白孔校至零点后，在 492 nm 处测量对照孔和标本孔的吸光度。

【结果分析】

将未知标本的净吸光度与阈值作比较，以确定是否存在抗 -HBs。阈值是由阴性对照孔吸光度均值（Average absorbance，An）与其 3 倍标准差之和确定的。

例如下。

阴性对照	样品编号	吸光度
	1	0.050
	2	0.088
	3	0.076

An = 0.071

阈值 = An + 0.057 = 0.128

凡标本的吸光度（As）大于或等于阈值时，被认为具有抗 -HBs 反应性。若 As 小于阈值，则认为无抗 -HBs 反应性。

【注意事项】

1. 所有试剂均应低温保存。

2. OPD 和 ABC 应避免暴露在强光之下，底物缓冲液必须在临用前配制，置于 4℃暗处待用。

3. 每次实验均需设置阴、阳性对照。

二、酶联免疫斑点试验（ELISPOT）

酶联免疫斑点试验（enzyme-linked immunospot assay，ELISPOT）是 20 世纪 80 年代根据 ELISA 原理而建立的免疫学检测方法，用于特异性抗体分泌细胞和细胞因子分泌细胞的体外检测。ELISPOT 在传统 ELISA 的基础上有所突破，实现了对定量 ELISA 技术的进一步延伸和发展，使得研究者能从单细胞水平观察到细胞因子的表达进而研究细胞功能。ELISA 法检测的是可溶性细胞因子蛋白总量，而 ELISPOT 用于在单细胞水平上检测分泌细胞因子的细胞频率，其比 ELISA 更灵敏，检测灵敏度能达到从 20 万～ 30 万个细胞中检出 1 个分泌特异性蛋白的细胞。

【实验目的】

检测特定细胞因子的分泌细胞频率。

【实验原理】

ELISPOT 以定量夹心 ELISA 法为技术基础，将 96 微孔培养板的孔底部覆上聚偏氟乙烯（Polyvinylidene fluoride，PVDF）薄膜，利用其特性来吸附无毒性（不含叠氮化钠、内毒素等）的特异性单克隆抗体。将一定量的外周血单个核细胞（peripheral blood mononuclear cells，PBMC）加入微孔中进行适当的处理和抗原刺激，置于 37℃、5% 二氧化碳培养箱中恒温培养过夜。记忆性 T 淋巴细胞在受抗原刺激数小时后即开始分泌细胞因子，分泌在细胞周围的细胞因子可被 PVDF 固相薄膜上吸附的生物素化的特异性检测抗体捕获并与之发生特异性结合。微孔中的细胞通过清洗移除后，加入生物素（Biotin）标记的抗体，再加入能结合酶的链霉亲和素，使与之反应作用，最后加入酶基质进行显色反应。具有分泌作用的细胞会在 PVDF 薄膜上细胞因子出现的位置呈现约 10～20 mm 大小的斑点，每个斑点代表单个分泌待测细胞因子的细胞，通过 ELISPOT 酶联斑点分析系统对斑点进行分析，得出结果。在双色标记系统中，可同时检测两种细胞因子的分泌细胞频率。

【材料】

1. T 淋巴细胞。

2. 生物素、抗细胞因子检测抗体、链霉亲和素、碱性磷酸酯酶显色试剂、抗体预先包被的 96 孔 ELISPOT 微孔板、胎牛血清（FCS）或牛血清白蛋白（BSA）、PBS 或 PBST、PVDF 膜等。

3. 培养箱、立体解剖显微镜或 ELISPOT 分析仪。

【方法】

1. 将适量捕获的抗体预先包被 96 孔 ELISPOT 微孔板，4℃孵育过夜；

2. 用 PBS 或 PBST 充分洗涤微孔 5～6 次，用含 10% 胎牛血清（FCS）或 1% 牛血清白蛋白（BSA）的细胞培养基室温封闭 1 h 以上；

3. 分离人 PBMC，将适量细胞加入微孔内进行抗原刺激，盖上板盖，置于 37℃、5% 二氧化碳细胞培养箱培养 12～24 h，培养期间不要晃动或移动孔板，使微孔内的 PVDF 膜充分捕获和吸附细胞；

4. 倒去液体，充分洗涤、拍干后，每孔加入 100 mL 生物素化的抗细胞因子检测抗体，盖上板盖，37℃孵育 1～3 h，或 4℃避光孵育过夜；

5. 倒去液体，充分洗涤、拍干后，每孔加入 100 μL 酶标记的链霉亲和素，盖上板盖，37℃孵育 1～3 h；

6. 倒去液体，充分洗涤、拍干后，每孔加入 100 μL BCIP/NBT 碱性磷酸酯酶显色试剂，室温下避光反应 5～15 min 以完全显色（膜上出现斑点）；

7. 充分洗涤 PVDF 膜，吸水纸上轻拍，使膜干燥；（若不能立即计数，应将板倒置保存，以免残留的液体流回膜上）

8.膜干燥后，用立体解剖显微镜或 ELISPOT 分析仪及计数分析软件读取斑点数。

【结果分析】

通过显色反应，在细胞分泌可溶性蛋白的相应位置上显现清晰可辨的斑点，可直接在显微镜下或通过仪器对斑点进行计数，1 个斑点代表 1 个细胞，从而计算出分泌该蛋白的细胞的频率。

【注意事项】

1.实验过程中应注意无菌操作。

2.实验开始前先建立好 96 孔板的布局，至少用 3 个复孔来测试每一个条件，用 4～6 个复孔来优化阴性对照。

第二节　荧光免疫技术

免疫荧光标记技术（immunofluorescence technique，IFT）又称荧光抗体技术（fluorescent antibody technique，IFT），是用荧光素与特异性抗体连接成荧光抗体，再与待检标本中的抗原反应，置于荧光显微镜下观察，抗原抗体复合物发荧光，借此可对标本中的抗原作定性或定位检测。另外，也可借用流式细胞仪对荧光抗体标记的细胞进行定性、定量及分选。

荧光素是一种染料，经蓝光或紫外线照射可发出荧光。适用于抗体标记的荧光素须具备以下条件。

1.能与蛋白质分子形成稳定共价键结合的化学基团，或易于转变为此类基团而其荧光结构不被破坏；荧光效率高，与蛋白质结合的需要量很少；与蛋白质结合的方法简便、快速，游离的荧光素及其降解产物容易去除。

2.与抗体或抗原结合后，应不影响其免疫学特性。

3.结合物产生的荧光颜色与背景组织的自发荧光对比鲜明，能清晰地判断。

4.在一般储存条件下，其结合物的性能稳定，可保存、使用较长时间。

目前，用于抗体标记的荧光素主要有异硫氰酸荧光素（fluorescein isothiocyanate，FITC）、四乙基罗丹明（tetraethyl rhodamine B200，RB200）、四甲基异硫氰酸罗丹明（tetramethyl rhodamine isothiocyanate，TRITC）和藻红蛋白（phycoerthrin，PE）等。其中应用最广的是 FITC 和 PE，常联合使用作为衬比染色或双标记。

根据染色过程中抗原抗体反应的不同组合，荧光抗体技术有直接法、间接法、补体法和双标记法等。本节将主要介绍直接法和间接法。

一、B 细胞荧光标记实验（直接法）

【实验目的】

检测受检者外周血 B 细胞含量。

【实验原理】

外周血 B 细胞表面携带的 mIg 是其特异性的表面标志，能与相应的特异性抗体结合，故可用荧光标记的抗 Ig 血清进行免疫荧光染色镜检。由于 B 细胞在分化过程中的每个阶段均具有 mIg 的标志，故该法可检出全部 B 细胞。每一个 B 细胞表面可携带不同类的 Ig，即 IgM、IgD、IgG、IgA 或 IgE，如分别用荧光标记的抗 Ig 单克隆抗体染色，则可鉴别带不同类 Ig 的 B 细胞。能与荧光标记抗体结合的细胞，在荧光显微镜下，其细胞膜可呈现荧光，即为 mIg 阳性细胞，也就是 B 细胞。同时用普通光源照明，计数该视野的淋巴细胞总数，根据发荧光和不发荧光细胞的计数，可算出 B 细胞的百分数。

【材料】

1. 受检者静脉抗凝血，FITC 标记的羊抗人 Ig。

2. RPMI-1640 培养液、含 5% 胎牛血清的 Hanks 液、淋巴细胞分离液（相对密度 1.077±0.001）、0.2% 台盼蓝染液等。

3. 清洁载玻片、盖玻片、血细胞计数板、计数器、毛细吸管、试管、显微镜 / 荧光显微镜。

【方法】

1. 淋巴细胞分离；（方法详见第三章）

2. 用 RPMI-1640 培养液重悬分离得到的单个核细胞，混匀后计数，并用 0.2% 台盼蓝染液染色检测细胞活力，活细胞数应大于 95%。用 RPMI-1640 培养液将细胞悬液配成 5×10^6 个 /mL；

3. 在试管中加入配制好的淋巴细胞悬液 0.1 mL，再加入荧光抗体 0.1 mL，放置于 4℃，作用 30 min；

4. 加入已经 37℃预温的含 5% 胎牛血清的 Hanks 液 2 ～ 3 mL，以 1500 r/min 离心 10 min，去上清，如此重复洗涤 2 次；

5. 取沉淀细胞滴加在载玻片上，覆以盖玻片，置荧光显微镜下观察。

【结果分析】

一般先用荧光显微镜紫外光计数荧光阳性细胞数，继用普通光源计数同一视野中淋巴细胞总数。每份标本计数 200 个淋巴细胞，着荧光者为 B 细胞，计算其百分率，同时按原血标本中淋巴细胞的总数计算 B 细胞的绝对值。

免疫荧光染色细胞的形态和类型如下：凡细胞呈现微弱、均匀一致的暗淡荧光者为非 B 细胞；凡细胞呈现较强荧光、轮廓明显，并可见环状或 2 个以上斑点或在细胞的一侧见有帽状结构者为 mIg 阳性细胞 -B 细胞。

正常人外周血中 mIg 阳性细胞均值 ± SD 为 11.2% ± 1.5%。

【注意事项】

1. 每次实验前，荧光抗体需以 3000 r/min 离心 30 min，以去除荧光血清中的聚合蛋白。

2. 荧光抗体与细胞孵育时应于 4℃条件或冰上进行，避免非特异性结合。

【思考】

荧光结果的判读具有主观性，如何尽量减少因此带来的误差？

二、T 细胞荧光标记实验（间接法）

T 细胞表面有特异性标志，如 $CD1^+$ 细胞是早期胸腺细胞，$CD2^+$ 细胞是有绵羊红细胞受体的 T 细胞，$CD3^+$ T 细胞代表总 T 细胞，$CD4^+$ T 细胞代表辅助性 T 细胞（helper T cell，Th），$CD8^+$ T 细胞是细胞毒性 T 细胞（cytotoxic T lymphocyte，Tc 或 CTL）等。用特异性单克隆抗体与 T 细胞表面 CD 抗原结合后，再用荧光标记二抗（兔或羊抗鼠 IgG）

染色，或直接应用荧光标记的特异性单克隆抗体与 T 细胞表面 CD 抗原结合，在荧光显微镜下计数，即可计算出某种 T 细胞亚群的百分数或不同 T 细胞亚群的比例。据此可以判断机体的细胞免疫功能。测定方法有间接免疫荧光试验（indirect immunoinfluscent assay，IIFA）、酶免疫测定法（enzyme immunoassay，EIA）、碱性磷酸酶抗碱性磷酸酶法（alkaline phosphatase-anti-alkaline phosphatase technique，APAAP）、流式细胞仪测定法等，以流式细胞仪测定法为最优。下面主要介绍 IIFA 法。

【实验目的】

检测受检者外周血 T 细胞含量。

【实验原理】

用特异性抗体与标本中相应抗原结合后，再用荧光素标记的第二抗体（抗抗体）与抗原抗体复合物中第一抗体结合，在荧光显微镜下观察特异性荧光，以检测未知抗原或抗体。

【材料】

1. 肝素抗凝血。

2. 抗 CD3、抗 CD4、抗 CD8 单克隆抗体（简称单抗），荧光标记（FITC）兔或羊抗鼠 IgG 抗体，含 2% 小牛血清的 Hanks 液，淋巴细胞分离液（相对密度 1.077 ± 0.001）。

3. 荧光显微镜、离心机、吸管、试管等。

【方法】

1. 淋巴细胞分离见第三章。取肝素抗凝血 5 mL，用淋巴细胞分离液分离淋巴细胞，用含 2% 小牛血清的 Hanks 液洗 2 次，再用该液配成 1×10^7 个 /mL 细胞悬液。

2. 取 3 支小试管，各加细胞悬液 0.1 mL，然后于第一管加抗 CD4 单抗，第二管加抗 CD8 单抗，第三管加抗 CD3 单抗，均 100 μL，轻轻摇匀，冰浴或冰箱 4℃作用 30 min。

3. 取出试管，分别用含小牛血清的 Hanks 液 1 mL 重悬，以 3000 r/min 离心 3 min，去上清；洗 2 次，去上清，稍加摇动，加荧光抗鼠标记抗体 100 μL，置冰箱 4℃作用 30 min。

4. 取出，用 Hanks 液 1 mL 重悬，以 3000 r/min 离心 3 min，去上清；洗 2 次，用滴管稍微吹打后，滴 1 滴在载玻片上，加盖玻片在荧光显微镜下计算发荧光细胞的百分数。计数时需用两种光源。先用普通光源计数全视野细胞总数，再换荧光光源进行荧光细胞计数。计数 200 个细胞，求出 CD3、CD4、CD8 的百分数，并计算 CD4$^+$T 细胞 和 CD8$^+$ T 细胞的比值（CD4$^+$/CD8$^+$）。

【结果分析】

在荧光显微镜下观察荧光阳性的细胞（细胞膜上呈现明亮点状或帽状黄绿色荧光），应区别死细胞及沉渣等非特异荧光。正常参考值：CD3$^+$T 细胞：53%～88%；CD4$^+$T 细胞：32%～60%；CD8$^+$T 细胞：20%～40%；CD4$^+$/CD8$^+$：1.5～2.0。

【注意事项】

1. 抗体与细胞孵育时应在 4℃ 或冰上进行，避免非特异性结合。

2. 抗体与细胞孵育时间不要过长，0.5～1 h 的反应时间即可。

3. 在使用前，一抗、二抗均应测试其合适的稀释度。

第三节　化学发光免疫技术

物质吸收外界能量而进入激发状态，在恢复到低能量的基态时，以电磁辐射发射光子的形式释放能量，即发光（luminescence）。根据激发的能量来源，可分为光照发光（photoluminescence，由紫外光、可见光、远红外光激发引起）、生物发光（bioluminescence，有生命的生物体内发光，典型例子为萤火虫发光）、化学发光（chemiluminescence，由化学反应引起）以及电化学发光（由电化学反应引起）。本章主要介绍化学发光免疫分析（chemiluminescence immunoassay，CLIA）。

化学发光是指伴随化学反应过程所产生的光辐射现象。大多数化学发光是以氧气和过氧化氢作为氧化剂的氧化反应发光。化学发光反应包括两个关键步骤，即化学激发和发光，化学激发需有足够的化学能，激发化学发光剂在吸收能量后跃迁至电子激发态，而当返回较低能级基态时，有足够的发光量子产率。

化学发光免疫分析（CLIA）是使用化学发光物质和酶标记抗原或抗体，抗原抗体反应后通过加入发光启动剂如碱性过氧化氢溶液或酶促反应的发光底物产生化学发光反应。用化学发光检测仪光电倍增管（photomultiplier tube，PMT）分析接受光量子产量，以光信号强度显示抗原抗体反应结果。该法具有灵敏度高、线性范围宽、仪器简单和易于自动化等优点。常见的用于化学发光免疫分析（CLIA）的化学发光剂有以下几类：酶促反应的发光底物、直接化学发光剂、电化学发光剂。

一、促甲状腺激素（thyroid-stimulating hormone，TSH）化学发光免疫分析

【实验目的】

检测受检者血清样本中促甲状腺激素含量。

【实验原理】

促甲状腺激素（TSH）化学发光免疫分析，采用双位点一步法双抗体夹心法模式，即将辣根过氧化物酶标记羊抗人 TSHα 亚基单克隆抗体和人血清标本混合液，加入预包被有鼠抗人 TSHβ 亚基单克隆抗体的 96 孔板孔中，常温抗原抗体反应 60 min。在充分洗去未结合标记物后，加入辣根过氧化物酶的化学发光底物，用微板型化学发光仪测定各孔的发光强度（relative light units，RLU）。发光强度与未知标本血清 TSH 浓度呈正相关。未知标本的血清 TSH 浓度参照 TSH 标准品标准曲线进行定量。

【材料】

1. 待测血清样本。

2. 化学发光定量检测人 TSH 试剂盒：鼠抗人 TSHα 亚基单克隆抗体预包被板（luminescence-grade）；HRP 标记羊抗人 TSHβ 亚基 mAb（HRP-TSHβ mAb）；TSH 标准品（0、0.5、2.5、10、20 μIU/ml）；洗涤液（0.05% Tween-20/PBS，pH 值 7.4）；化学发光底物 A 液和 B 液（鲁米诺 -H_2O_2，增强剂发光体系，使用前混合）。

3. 微板型化学发光分析仪（MPL2 microplate luminometer）。

【方法】

1. 准备：自 2 ～ 8℃冰箱取出试剂以及抗体预包被板条；

2. 添加样品、标准品及 HRP-TSHβ mAb：在对应孔中分别添加 50 μL 待测血清样本和标准品后，每孔加入 100 μL HRP-TSHβ mAb，充分混匀后，室温孵育 60 min；

3. 洗板：倾倒板孔中的反应液，每孔加入洗液约 300 ml，静置 20 s，除去其中液体，

将板中液体拍尽，如此洗 4 次，最后再用 DW 洗板一次；

4. 加化学发光底物液：使用前取等量化学发光底物 A 液和 B 液，混匀后，每孔加 100 μL。

5. 测定化学发光强度：在加入发光底物液，在 5 ～ 20 min 内完成检测。

【结果分析】

定量方法：根据不同浓度 TSH 标准品（0、0.5、2.5、10、20 μIU/mL）和其对应 RLU 值，绘制标准曲线。参照标准曲线和回归方程求得未知标本血清 TSH 浓度。根据正常值范围 1.6（0.4 ～ 7.0）μIU/mL 判定标本结果，若测定值高于正常值则可能为甲减病例，最终诊断应结合临床症状来确立。

【注意事项】

在无催化剂的情况下，鲁米诺与过氧化氢可发生缓慢的化学发光反应，造成一定的背景发光。因此，需分开保存，使用前再混匀。

第四节　免疫胶体金技术

免疫胶体金技术（immune colloidal gold technique，ICGT）是以直径 1 ～ 100 nm 的胶体金颗粒（colloidagold particle）〔又被称为纳米金颗粒（nanogold particle）〕作为抗原抗体特异性反应示踪标志物，应用于抗原或抗体检测的一种新型免疫标记技术。1971 年，Faulk 和 Taylor 将胶体金颗粒和免抗沙门氏菌抗血清结合检测沙门氏菌表面抗原，首创免疫胶体金电镜技术。1974 年，Romano 将胶体金标记马抗人 IgG，建立了间接免疫金染色法（immuno-gold staining method，IGS）。1983 年，Holgate 和 Danscher 等在免疫金染色法基础上发展了免疫金银染色法（immuno-gold silver stainingmethod，IGSS），提高了电子和光学显微镜下金颗粒的分辨力。20 世纪 80 年代之后，以胶体金免疫层析法和快速斑点免疫金渗滤法为主的胶体金标记免疫快速诊断技术得以发展。以胶体金为免疫标记物的检测技术成为基础科学研究和临床医学诊断的有力工具。

免疫胶体金技术与其他三大经典标记技术（荧光素、放射性同位素和酶）相比，有以下技术优点：①制备简便，价格低廉；②胶体金本身带有鲜艳的红色，可肉眼判断结果，无需昂贵的仪器设备，非常适合临床快速免疫检测和诊断；③无污染，不使用放射性同位素或有潜在致癌性的酶显色底物来显示结果；④胶体金颗粒大小可控制，电子密度高，适合免疫电镜下的双标记或多标记定位研究；⑤非特异性吸附小，较少受生物组织背景因素影响，显示高度特异性。胶体金标记技术，不仅应用于光镜和电镜水平定位、定性及定量研究含有抗原物质的组织、细胞及亚细胞结构，还应用于免疫转印、流式细胞术、液相免疫测定、免疫金渗滤法和免疫层析法等多种免疫分析和诊断技术中。

一、人绒毛膜促性腺激素（human chorionic gonadotropin，hCG）的检测

人绒毛膜促性腺激素（human chorionic gonadotropin，hCG）是胎盘绒毛膜细胞分泌的一种糖蛋白，由和促卵泡激素（follicle-stimulating hormone，FSH）、促黄体生成素（luteinizing hormone，LH）及 TSH 具有同源性的 α 亚基和 hCG 特异性 β 亚基组成。hCG 在受精后第 6 日开始分泌，血清 hCG 浓度在妊 8 ～ 12 周达到高峰，之后逐渐下降，20 周左右趋于平稳并维持至分娩，一般于产后 1 ～ 2 周消失。hCG 分子量较小，可通过肾小球从尿液中排出。

【实验目的】

检测受检者尿液中是否存在人绒毛促性腺激素。

【实验原理】

人绒毛膜促性腺激素（hCG）快速检测试剂盒，利用双抗体夹心一步法和胶体金免疫层析技术快速检测人尿液中绒毛膜促性腺激素（β-hCG），用于临床妊娠的辅助诊断。

当 T 的试纸条浸入尿液后，尿液在毛细力作用下沿试纸条定向层析。若为 hCG 阳性标本，hCG 和松散吸附在测试纸条前端玻璃纤维上的胶体金标记抗 B-hCG 抗体结合，形成胶体金标记免疫复合物，并继续移行至硝酸纤维膜（nitrocellulose membrane，NC）检测带位置（T 线），和此处包被的抗 a-hCG 捕获抗体形成固相的双抗体夹心复合物（抗 a-hCG 抗体 -hCG- 胶体金标记抗 B-hCG 抗体）。胶体金标记的双抗体夹心免疫复合物在检测带 T 线位置沉积聚集，最终显现肉眼可见的紫红色线条带。若样本中无 hCG，T 线

位置上则不出现显色带。游离的胶体金标记抗体或多余未结合的抗原胶体金标记抗体复合物会继续移行到质控带位置（C线），与羊抗鼠 Ig（二抗）结合形成第二条清晰的紫红色线。无论尿液中有无 hCG，C 线均应出现清晰的紫红色线。

【材料】

1. 新鲜晨尿样品。

2. 胶体金早孕检测试纸。

【方法】

1. 将测试纸条插入尿液中；（注意尿液不要超过 MAX 标志线）

2. 按说明书要求，1 min 左右取出纸条，平放，并在 5 min 内读取结果。

【结果分析】

C 线和 T 线位置均出现紫红色线提示怀孕，颜色深浅与 hCG 浓度相关。可以出现 T 线比 C 线颜色深的情况。仅在 C 线位置出现一条紫红色线提示未怀孕。C 线位置未出现紫红色线，表明产品不合格或测试方法不当。

【注意事项】

1. 温度：测试纸条应 4℃保存，使用时待恢复至室温后打开密封袋，可避免反应线模糊不清。

2. 正确操作：按照说明书要求操作，注意试纸浸入尿中的深度和时间；取出试纸条后应平放，以避免过量的尿液造成抗原过剩，因钩状效应导致结果为假阴性；同时，在 3 ～ 5 min 内观察的结果为有效。

二、新型冠状病毒的检测（鼻 / 咽拭子胶体金法）

新型冠状病毒，即严重急性呼吸系统综合征冠状病毒 2（severe acute respiratory syndrome coronavirus 2，SARS-CoV-2）。鼻 / 咽拭子胶体金法检测是一种基于免疫层析技术的快速诊断方法。该方法利用胶体金颗粒标记的特异性抗体与待检样本中的病毒抗原发生特异性结合，形成抗原抗体复合物，进而在试纸条上形成可见的色带，从而实现对病毒的快速定性检测。胶体金法以其快速、简便、特异性好、灵敏度高等优点，在新型冠状病毒的检测中得到了广泛应用。

【材料】

1. 胶体金法检测试剂盒：包含试纸条、样本稀释液、胶体金标记抗体等；一次性使用无菌采样拭子。

2. 计时器或秒表。

【方法】

1. 采集鼻拭子样本：采样前，采样者应确保手部清洁，并佩戴医用防护口罩和手套。使用无菌采样拭子，轻轻插入被检者鼻孔，旋转数次以采集鼻腔内分泌物。缓慢取出拭子，避免触及其他部位，将拭子头部折断于含有样本稀释液的试管中；

2. 将拭子头浸泡在样本稀释液中，混匀，室温放置 30 s，使样本充分释放抗原；

3. 取出试纸条，平放在干燥、平整的台面上；

4. 根据试剂盒说明书，滴加适量的胶体金标记抗体至试纸条的加样区；

5. 按照试剂盒说明书要求的时间，观察试纸条上是否出现色带。通常，质控线会先出现，表示实验操作无误；若随后出现待检样本色带，则表示待检样本中含有新冠病毒抗原。

【结果分析】

若试纸条上仅出现质控线色带，而无待检样本色带，则判定为阴性，即样本中未检测到新冠病毒抗原。若试纸条上同时出现质控线和待检样本色带，则判定为阳性，即样本中检测到新冠病毒抗原。若试纸条上质控线色带未出现，则实验无效，需重新操作。

【注意事项】

1. 样本处理过程中，避免样本交叉污染。

2. 试剂和试纸条应在有效期内使用，且应保存在适宜的环境中。

3. 实验操作前，仔细阅读并遵循试剂盒说明书，确保实验操作正确无误。

第七章　免疫印迹与免疫沉淀

第一节　免疫印迹技术

免疫印迹技术（immunoblotting）是一种将印迹技术与抗原抗体特异性反应结合的检测技术，用于定性定量检测生物大分子，如蛋白质和核酸的存在、分子量大小及与其他大分子的相互作用。1975 年，Edwin Southern 首创将核酸转移和杂交的技术，其将 DNA 在凝胶种变性、转移至滤膜上时与放射性同位素标记的 DNA 探针杂交，从而鉴定样本 DNA 的特定序列，其中，DNA 由凝胶转移至滤膜的过程称为印迹（blotting），该方法也就被称为 Southern blotting。随后，将 RNA、蛋白质作为转移对象的方法也相继被开发，分别被称为 Northern blotting 和 Western blotting，近年来，又开发了新的 blotting 技术，包括检测经 2 D 电泳分离的蛋白翻译后修饰的 Eastern blotting；分离蛋白后去除 SDS，使蛋白复性，再以 DNA 探针检测蛋白质 -DNA 相互作用的印迹技术（Southwestern blotting）。总的说来，免疫印迹技术流程可分为生物大分子的电泳分离、分离样本的印迹（转膜）、大分子的特异性免疫检测等。

接下来，以蛋白印迹为例介绍免疫印迹技术，该技术可分为蛋白质抗原电泳分离和蛋白质抗原转膜与免疫检测两个部分。

一、蛋白质抗原电泳分离

【实验目的】

掌握蛋白质十二烷基硫酸钠 - 聚丙烯酰胺凝胶电泳（Sodium Dodecyl Sulphate-Polyacrylamide Gel Electrophoresis，SDS-PAGE）的基本原理及方法。

【实验原理】

聚丙烯酰胺是由丙烯酰胺（acrylamide）和 N, N'- 亚甲基双丙烯酰胺（N, N'-methylene bis acrylamide）经共聚合而成。此聚合过程是由四甲基乙二胺（tetramethylethylenediamine，TEMED）和过硫酸铵（ammonium persulfate，APS）激发的。被激活的单体和未被激活的单体开始了多聚链的延伸，正在延伸的多聚链也可以随机地接上双丙烯酰胺，使多聚链交叉互连成为网状立体结构，最终多聚链聚合成凝胶状。十二烷基硫酸钠（sodium dodecyl sulfate，SDS）是阴离子去污剂，作为变性剂和助溶试剂，它能断裂分子内和分子间的氢键，使分子去折叠，破坏蛋白分子的二、三级结构。而强还原剂（如巯基乙醇、二硫苏糖醇）能使半胱氨酸残基间的二硫键断裂。在样品和凝胶中加入还原剂和 SDS 后，分子被解聚成多肽链，解聚后的氨基酸侧链和 SDS 结合成蛋白 -SDS 胶束，所带的负电荷大大超过了蛋白原有的电荷量，这样就消除了不同分子间的电荷差异和结构差异。SDS-PAGE 一般采用的是不连续缓冲系统，与连续缓冲系统相比，有较高的分辨率。不连续系统中，由于缓冲液离子成分、pH、凝胶浓度及电位梯度的不连续性，带电颗粒在电场中泳动不仅有电荷效应、分子筛效应，还具有浓缩效应，因而其分离条带清晰度及分辨率均较前者佳。不连续体系由电极缓冲液、浓缩胶及分离胶所组成。

【材料】

1. 贴壁细胞。

2. 单去污剂裂解液、0.01 mol/L PBS（pH7.3）、10% 分离胶、4% 浓缩胶、0.1 mol/L PMSF、生理盐水、SDS 上样缓冲液、电泳缓冲液。

3. 水浴箱、超声细胞破碎仪、组织匀浆器、垂直电泳仪。

【方法】

1. 蛋白质的样品制备

（1）单层贴壁细胞总蛋白的提取

①倒掉培养液，并将瓶倒扣在吸水纸上使吸水纸吸干培养液；（或将瓶直立放置一会儿，使残余培养液流到瓶底然后再用移液器将其吸走）

②每瓶细胞加 3 mL 4℃预冷的 PBS（0.01 mol/L，pH7.2 ~ 7.3）。平放轻轻摇动 1

min 洗涤细胞，然后弃去洗液。重复以上操作 2 次，共洗细胞 3 次以洗去培养液。将 PBS 弃净后把培养瓶置于冰上；

③1 mL 裂解液加 10 μL PMSF（0.1 mol/L），摇匀，置于冰上。每瓶细胞加 400 μL 含 PMSF 的裂解液，于冰上裂解 30 min，为使细胞充分裂解，培养瓶要经常来回摇动。裂解完后，用干净的刮棒将细胞刮于培养瓶的一侧（动作要快），然后用移液器将细胞碎片和裂解液移至 1.5 mL 离心管中。于 4℃下 12000 r/min 离心 5 min。将离心后的上清分装转移到 0.5 mL 的离心管中，放于 –20℃保存。

（2）组织样品的制备

①手术切除的组织块迅速置于预冷的生理盐水中，漂洗数次，以清洁表面的血迹，将组织称量后，切成几个较小的组织块放入机械组织匀浆器中，按组织净重 : 裂解液 =1:10 的比例，加入相应体积的裂解液进行匀浆，于 4℃下 10000 r/min 离心 10 min，收集上清。如有黏稠物可超声处理，具体方法见细胞培养的样品制备，也可以冷冻干燥降解核酸后，将冻干的蛋白质样品溶解在适当的上样缓冲液中，混匀后静置 5 min，使样品中的蛋白质充分溶解，4℃下 10000 r/min 离心 10 min，收集上清；

②加入 SDS 上样缓冲液样品（视蛋白样品浓度，以 1:1 或 1:2 的比例混合）强力混匀，样品置 100℃的水浴箱，水浴加热 3 ～ 5 min，10000 r/min 离心 10 min，取上清，将其转入另一洁净的试管中，至此，电泳样品已准备就绪。（样品可立即使用也可以分装冻存，-20℃存放的样品可稳定保持数月）

2. SDS-PAGE

（1）制胶：制胶的关键是聚合时间，分离胶聚合，将分离胶从加入 10%APS 和 TEMED 起至开始出现凝胶的时间控制在 15 ～ 20 min。（并不是此时已凝聚完全）对浓缩胶，最佳聚合速度为 8 ～ 10 min 开始可见聚合，可以通过调节 APS 和 TEMED 的加入量来控制，因液体中含有分子氧，可抑制凝胶的聚合，故用时可在真空中抽气以排除液体中的分子氧，灌完分离胶后加水以封闭分离胶与外界氧气的结合。总之，要掌握一个原则：即用尽量少的催化剂在最佳时间聚合。按比例配制分离胶，轻缓地摇动溶液（8 ～ 10 次），使激活剂混合均匀，将凝胶溶液平缓地注入两层玻璃板中，再在液面上小心注入一层水或正丁醇，以阻止氧气进入凝胶溶液中，然后静置 90 min。同前按比例配制浓缩胶，但摇动溶液时不要过于剧烈，以免引入过多的氧气。吸去不连续系统中下层分离胶上的水分，以连续平稳的液流注入凝胶溶液，然后小心插入梳子并注意不得在齿尖留有气泡，静置 90 min 以上以保证完全聚合；

（2）预电泳：将聚合好的凝胶安置于电泳槽中，小心拔去梳子，加入上下槽电泳缓冲液后低电压、短时间地预电泳（恒压 10 ～ 20 V，20 ～ 30 min），清除凝胶内的杂质，疏通凝胶孔径以保证电泳过程中电泳的畅通；

（3）加样：预电泳后依次加入标准品和待分析样品，注意加样时间要尽量短，以免样品扩散。为避免边缘效应，可在未加样的孔中加入等量的样品缓冲液；

（4）电泳：加样完毕，盖好电泳槽的盖子并选择适当的电压进行电泳，通常在连续系统中，上层浓缩胶的电泳电压要低于分离胶的电泳电压，使样品更好地进入凝胶。电泳时，应采用恒压的模式，这样蛋白质才可以保证恒定的电泳迁移率。一般采用恒压浓缩胶 80 V，分离胶 120 V 电泳，至溴酚蓝染料前沿下至凝胶末端处，即可停止电泳，后撬开玻璃板，小心取出凝胶。

【注意事项】

凝胶的质量直接影响以后的实验结果，要特别注意几点：凝胶要均一，没有气泡；积层胶与分离胶界面要水平；APS 和 TEMED 的量不能过多，太多导致胶易脆裂；拔梳子时要快，尽量保证点样孔平整。

二、蛋白质抗原转膜与免疫检测

【实验目的】

检测目标蛋白表达情况。

【实验原理】

蛋白质经 SDS-PAGE 分离后，必须从凝胶中转移到固相支持物上。固相支持物具有牢固地结合蛋白质，同时又不会影响蛋白质的抗原活性，固相支持物本身不参与免疫反应等特点。目前常用的固相支持物有硝酸纤维膜（nitrocellulose membrane，NC）和聚偏二氟乙烯膜（polyvinylidence fluoride，PVDF）。将凝胶中的蛋白质转移到固相支持物的过程称为"印迹"，即转膜。蛋白抗原从凝胶向膜转移的方法主要采用电转印法。电转印的优点是快速，转移效率高。蛋白抗原经过转膜后，通过抗原抗体特异性结合，并在二抗上偶联不同的酶，再加上底物，可使蛋白结合部位的膜显色或发光，从而对转印在膜上的蛋白质进行定性或定量分析。目前常用的免疫检测方法有：酶标底物显色、化学发光法等。

【材料】

1. 抗体、转移缓冲液、封闭液、TBST、TBS、洗脱抗体缓冲液、显影液、定影液、ECL 化学发光试剂、硝酸纤维素膜、X 线片夹、X 线片等。

2. 全湿或半干转膜仪。

【方法】

1. 转膜

（1）Tris/ 甘氨酸 -SDS-PAGE 结束后，取出凝胶，在 Tris/ 甘氨酸缓冲液中漂洗数秒。取凝胶方法：用刀片将两玻璃板分开，将多余的凝胶划去，上部以浓缩胶为准全部弃去，下部以分子量标准最小分子带下一点全部划去，取一支 10 mL 注射器注满转印缓冲液，插入玻璃板与凝胶之间注水，水的压力将两者自然分开，边推边进，反复多次注水，直至凝胶从玻璃板上滑落下来；

（2）将 NC 膜和滤纸切成与凝胶一样大小，置转移缓冲液中湿润 5 ～ 10 min；

（3）按照顺序放置滤纸、凝胶和 NC 膜到半干槽中；

（4）每层之间的气泡要全部去除。可以用 10 mL 吸管轻轻在上一层滚动去除气泡，然后用一绝缘的塑料片，中间挖空出与凝胶一样大小或略小一点的空间，以防电流直接从没有凝胶处通过造成短路，盖好，加上阳极电极板，连接电源，经 1 ～ 1.5 h 电转印，切断电源。转完后，将膜用 1× 丽春红染液染 5 min（于脱色摇床上摇）。然后用水冲洗掉没染上的染液，就可看到膜上的蛋白，将膜晾干备用。

2. 膜的封闭

在进行抗体杂交之前，需要先对转印膜进行封闭，以防止免疫试剂的非特异性吸附。封闭一般采用异源性蛋白质或去污剂，常用的有 0.2% Tween-20、20% BSA、10% 马血清以及 5% 脱脂牛奶等，至于选择哪一类封闭液，首先应考虑与检测试剂的适应度，如采用葡萄球菌蛋白 A（staphylococal protein A，SPA）作用检测试剂，就不能用全血清封闭；其次是尽可能使非特异着色背景浅。封闭液以 20% BSA 效果较好，其次是 5% 脱脂牛奶。封闭过程如下。

（1）洗转印膜：室温漂洗 3 次，每次 10 min，尽量洗去转印膜上的 SDS，以免影响后面的抗体结合；

（2）取漂洗后的转印膜，放入 5% 脱脂牛奶的封闭液内，摇床震动，室温封闭 2 h，也可在 4℃过夜；

（3）用 pH7.6 TBST 洗液，室温漂洗 3 次，每次 10 min。

3. 免疫反应

将一抗用 TBST 稀释至适当浓度（在 1.5 mL 离心管中），将抗体溶液加到封口塑料袋上，从封闭液中取出膜，用滤纸吸去残留液后，将膜蛋白面朝下放于抗体液面上，赶走残留气泡，室温下孵育 1～2 h，然后用 TBST 在室温下脱色摇床上洗 2 次，每次 10 min，再用 TBS 洗 1 次，10 min。将二抗稀释液与膜接触，室温下孵育 1～2 h 后，用 TBST 在室温下脱色摇床上洗 2 次，每次 10 min，再用 TBS 洗 1 次，10 min，进行检测。

4. 检测

根据标记二抗的标记物不同，其杂交的结果检测方法也不同，较常用的检测系统有 HRP 标记二抗的增强化学发光（ECL）和 DAB 检测系统。

（1）辣根过氧化物酶 -ECL 法：增强化学发光（ECL）检测是利用辣根过氧化物酶催化化学发光物质，生成一种不稳定的中间物质，其衰变时在暗室内形成明显的肉眼可见的化学发光带，利用 X 线胶片感光原理，将结果记录下来。首先将 A 和 B 两种试剂在封口塑料袋上等体积混合 1 min 后，将膜蛋白面朝下与此混合液充分接触；1 min 后，将膜移至另一封口塑料袋上，去尽残液，包好，放入 X 线片夹中。在暗室中，将 1× 显影液和定影液分别倒入塑料盘中；在红灯下取出 X 线片，打开光片夹，把 X 线片放在膜上，关上 X 线片夹，开始计时；根据信号的强弱适当调整曝光时间，一般为 1 min 或 5 min，也可选择不同时间多次压片，以达最佳效果，曝光完成后，打开 X 线片夹，取出 X 线片，迅速浸入显影液中显影，待出现明显条带后，即刻终止显影。显影时间一般为 1～2 min（20～25℃），温度过低时（<16℃）需适当延长显影时间，显影结束后，马上把 X 线片浸

入定影液中，定影时间一般为 5 ～ 10 min，至胶片透明为止；用自来水冲去残留的定影液后，于室温下晾干；

（2）辣根过氧化物酶 -DAB 法：目前，此法有商业试剂盒，可根据试剂盒说明书操作。这里以增强型 HRP-DAB 底物显色试剂盒为例说明操作步骤。首先，在试管中先加入 1 mL 1×HRP 反应缓冲液，然后依次加入试剂 A 50 μL，试剂 B 50 μL，试剂 C 50 μL，混匀即可，30 min 内使用有效，将显色液滴与膜正面转动 5 ～ 30 min，可根据颜色变化掌握染色时间，蛋白所在位置转变为深褐色，即终止反应，染色过程需要避光。

【结果分析】

将胶片进行扫描或拍照，用凝胶图像处理系统分析目标带的分子量和净光密度值。

【注意事项】

1.Western blotting 需设计对照实验，设置内参（如 β-actin，GAPDH）、阴性对照、空白对照（不加一抗，用 PBS 代替）；

2. 一抗、二抗的浓度一般要参照抗体说明书选择最适当的比例，一抗、二抗的选择直接影响实验结果以及背景。

第二节　免疫沉淀技术

免疫沉淀（immunoprecipitation，IP）技术是利用抗原抗体特异性反应富集靶蛋白或其他生物大分子的一种方法。抗体与细胞裂解液或其他溶液样本中相应的抗原结合后，再与蛋白 A/G（proteinA/G）或二抗偶联的琼脂糖（agarose）或琼脂糖凝胶（sepharose）微珠孵育，通过离心得到微珠 - 蛋白 A/G- 抗体 - 靶蛋白复合物沉淀，经过洗涤，再从复合物中将抗原、抗体和微珠解离，从而达到富集抗原及其结合蛋白的目的。经典的免疫沉淀是可溶性抗原与其抗体产生可见沉淀反应的血清学实验。后来发展为用固相化蛋白 A 或蛋白 G 微珠等来吸附富集抗原抗体复合物，达到检测微量抗原及其结合蛋白的目的。免疫沉淀主要有两方面的应用：即对靶蛋白的分离或富集，以及检测蛋白质 - 蛋白质相互作用。

当需要检测的靶蛋白表达水平不高时，用细胞裂解液或表达上清直接进行 SDS- 聚丙烯酰胺凝胶电泳（SDS-PAGE）和免疫印迹（western blotting）检测，很难检测到该蛋白，因此可用特异性识别靶蛋白的抗体进行免疫沉淀，富集靶抗原。免疫沉淀所获得的蛋白可通过 SDS-PAGE 电泳和免疫印迹检测，富集到足够的量之后还可以进行银染观察；另一方面，免疫沉淀技术能够用来检测蛋白质 - 蛋白质相互作用，是研究蛋白质间相互作用的最基本和最常用的实验方法之一。免疫沉淀反应中，蛋白质能保持其天然构象，所以能保持与它相互作用的蛋白之间的结合，因此在用抗体沉淀靶蛋白之后，能将与之结合的相互作用蛋白也一同沉淀下来，然后通过 SDS-PAGE 电泳分离，再结合免疫印迹或质谱分析加以鉴定。在内源蛋白含量过低或是缺乏有效抗体的情况下，还可以在细胞内过表达含有 c-Myc 或 HA 等标签的目的蛋白，然后用针对标签的抗体进行免疫共沉淀。

在免疫沉淀技术的基础上，近年又发展出几种不同的实验方法，如沉降（pull-down）实验，在鉴定已知蛋白相互作用的实验中已被广泛应用；串联亲和纯化（tandem affinity purification，TAP）技术，通过两步特异性亲和纯化，来尽可能排除非特异性结合，因而能得到与靶蛋白质真实相互作用的蛋白质。DNA 免疫沉淀或染色质免疫沉淀（chromatin immunoprecipitation，ChIP），可以用来研究细胞内 DNA 与蛋白质的相互作用，或是确定基因组上组蛋白的修饰。

免疫沉淀法一般由 6 个基本步骤组成：①裂解细胞；②抗原抗体免疫复合物形成；③抗原抗体复合物沉淀；④免疫复合物洗涤；⑤ SDS-PAGE 分离抗原抗体复合物；⑥免疫杂交检测。接下来我们将主要介绍免疫共沉淀（co-immunoprecipitation，co-IP）及染色质免疫共沉淀（chromatin Immunoprecipitation，ChIP）。

一、免疫共沉淀

免疫共沉淀（co-immunoprecipitation，co-IP），是以抗体和抗原特异性结合作用为基础，用于研究蛋白质相互作用的经典方法。其基本过程与免疫沉淀相同。若细胞中有其他蛋白分子与目的蛋白相结合，这些蛋白就会和目的蛋白一起被沉淀到蛋白 A/G-Agarose/Sepharose 微珠中。经变性 PAGE 电泳，复合物组分被分开后经免疫印迹法，用特异性抗体检测可能的靶蛋白。

【实验目的】

检测待测细胞中蛋白质是否与目标蛋白结合。

【实验原理】

若待测细胞中有蛋白分子与目的蛋白相结合，这些蛋白就会和目的蛋白一起被沉淀到蛋白 A/G-Agarose/Sepharose 微珠中。经变性 PAGE 电泳，复合物组分被分开后，采用免疫印迹法，用特异性抗体检测出靶蛋白。

【材料】

1. 待测细胞样本。

2. 非变性细胞裂解液：50 mmol/L HEPES（pH7.4）、300 mmol/L 氯化钠、5 mmol/L EDTA、1% TritorX-100、0.02%（W/V）叠氮钠（NaN₃）。或选用 RIPA：50 mmol/L Tris-HCl（pH 7.4）150 mmol/L、氯化钠、1 mmol/L EDTA、1% NP40，0.5% deoxycholate（sodium salt）、0.1% SDS。蛋白酶抑制剂：14 g/mL eupeptin、1 mmol/L PMSF、1 μg/ml 牛胰蛋白酶抑制剂（aprotinin）。

【方法】

1. 裂解细胞

（1）悬浮细胞：1400 r/min，4℃离心 2 min 收集细胞，用预冷 5 mL PBS 洗涤两遍，然后按 10^7 个 /mL 细胞的用量用预冷的细胞裂解液解细胞，冰上放置 20 ~ 60 min，12000 r/min 离心 20 min，回收上清，即为细胞的蛋白裂解液；

（2）贴壁细胞：取预冷的 5 mL PBS 漂洗 2 次加入细胞裂解液 1 mL（90 mm 平皿），直接裂解细胞并移入 1.5 mL 离心管中 4℃，12000 r/min 离心 20 min 回收上清，即为细胞的蛋白裂解液。细胞裂解液可于 4℃短期保存或于 -80℃长期保存。

2. 沉淀抗原抗体复合物

（1）蛋白 A/G-Sepharose 准备：50%（V/V）蛋白 A/G-Sepharose 微珠，存放在含 0.1%（W/V）叠氮钠的 PBS 中，使用前用裂解缓冲液置换其溶液。取适量蛋白 A/G-Sepharose 离心后，弃上清，用 2 ~ 5 倍体积细胞裂解液洗涤 3 次，仍按 50%（V/V）悬浮；

（2）裂解物预清除（可选做）：裂解物预清除可以帮助减少蛋白质非特异性结合到免疫球蛋白和 Agarose/Sepharose 微珠。用无关抗体或血清预清除，以去除蛋白质与免疫球蛋白的非特异性结合，可使最终实验结果背景降低、信噪比提高。但如果最后蛋白质是由免疫印迹实验检测，预清除则非必要，除非是污染蛋白质对靶蛋白质产生了明显干扰。在 EP 管中加入 100 ～ 500 µg 细胞裂解物和 1 ～ 5 µg 无关抗体或抗血清，4℃孵育 30 ～ 60 min，然后加入 10 ～ 50 µL 50% 蛋白 A/G 琼脂糖凝胶珠，4℃振荡孵育 30 min，微型离心机 12000 r/min 4℃离心 5 min，保留上清备用；

（3）免疫沉淀：在上清中加入 1 ～ 5 µg 识别靶蛋白的抗体，4℃孵育 1 ～ 2 h，然后加入 10 ～ 50 uL 蛋白 A/G-Agarose，于 4℃温和振荡 1 h 或过夜，微型离心机 4℃，12000 r/min 离心 5 s，弃上清，用 1 mL 冰冷裂解缓冲液重悬洗涤沉淀物 3 次。最后一次离心后彻底吸弃上清液。

3. 靶蛋白的检测（可见免疫印迹实验）。

二、染色质免疫共沉淀

染色质免疫共沉淀（chromatin immunoprecipitation，ChIP），也称结合位点分析法，是基于体内分析发展的表观遗传信息研究的主要方法。ChIP 不仅可以检测体内反式因子与 DNA 的动态作用，还可以用来研究组蛋白的各种共价修饰与基因表达的关系。

【实验目的】

检测蛋白质与 DNA 的相互作用情况。

【实验原理】

在活细胞状态下固定蛋白质 -DNA 复合物，并将其随机切断为 1 kb 左右的染色质小片段，然后通过免疫学方法沉淀 DNA- 蛋白复合体，特异性地富集与靶蛋白结合的 DNA 片段，通过对目的片断的纯化与检测，获得蛋白质与 DNA 相互作用的信息。

【材料】

SDS Lysis Buffer〔100 mmol/L NaCl、50 mmol/L Tris-HCl（pH 8.1 ）、5 mmol/L EDTA 及 1% SDS，使用前加蛋白酶抑制剂〕；NLB〔50 mmol/L Tris-HCl（pH 8.0）、10 mmol/

L EDTA 及 1% SDS，使用前加蛋白酶抑制剂）；TE〔Tis-HCl（10 mmol/L，pH 8.0）与 1 mmol/L EDTA〕；高盐洗液（0.1% SDS、1% Triton X-100、2 mmol/L EDTA、20 mmol/L Tris-HCl、pH 8.1，500 mmol/L 氯化钠）；洗脱液〔碳酸氢钠（0.1 mol/L）及 1% SDS〕。

【方法】

1. 细胞的甲醛交联与超声破碎

（1）在 10 cm 培养皿细胞中（9 mL 培养基），加入 243 μL 37% 甲醛，使得甲醛的终浓度为 1%，室温孵育 10 min。

（2）终止交联：加 450 μL 2.5 mol 甘氨酸于平皿中，使甘氨酸终浓度为 0.125 mol/L，混匀后在室温下静置 5 min。

（3）收集细胞：①贴壁细胞。吸尽培养基，用预冷的 10 mL PBS 清洗细胞 2 次。用细胞刮刀收集细胞于 15 mL 离心管中。2000 r/min，4℃离心 5 min，收集细胞；②悬浮细胞。转移细胞至 15 mL 离心管中，2000 r/min，4℃离心 5 min，收集细胞。用预冷的 10 mL PBS 清洗细胞 2 次。

（4）弃上清，根据细胞量，加入预冷并含有新鲜添加蛋白酶抑制剂的 SDS Lysis Bufer（每 1×10^6 个细胞加 100 μL），冰上孵育 10 min。

（5）1000 r/min，4℃离心 10 min，小心弃上清。

（6）用含有新鲜蛋白酶抑制剂的 1 mL 细胞核裂解液 NLB 重悬沉淀，冰上孵育 10 min。

（7）超声破碎：40% 功率，0.7 s 冲击，1.3 s 间隙，超声时间根据细胞数确定。在冰上操作，要避免出现泡沫。

2. 除杂及抗体孵育

（1）4℃高速离心 15 min，将上清转移到一个新的管子中。

（2）检测 DNA 含量（A260），染色质含量一般要求至少 750 ng/μL，A260/A280 在 1.4 ～ 1.6 之间。

（3）将上清稀释到 300 mL，加入 50 uL ProteinA/G Agarose/Salmon Sperm DNA 微珠，4℃旋转孵育 1 ～ 2 h。

（4）3000 r/min，4℃离心 5 min，将上清转移到新管子中，加入相应抗体，4℃旋转孵育过夜。

3. 免疫复合物的沉淀及清洗

（1）孵育过夜后，每管中加入 50 mL 蛋白 A/G Agarose/Salmon Sperm DNA 微珠。4℃ 旋转孵育 2 h。

（2）4℃，3000 r/min 离心 2 min。

（3）取 15 mL 上清作为 Input 对照，放在冰上待用，其余上清小心弃去。

（4）加入 1 mL 高盐洗液，室温旋转孵育 10 min。

（5）室温 3000 r/min 离心 2 min，小心弃上清，再加入 1 mL 高盐洗液，此过程重复 2 次，总共洗 4 次。

（6）小心弃上清，用 TE 同上法洗涤 2 次。

（7）用 300 m 含蛋白酶 K（20 μg/μL）的洗脱液重悬微珠以及 Input 对照样品，55℃ 孵育 2 h。

（8）解交联：每管中加入 20 μL 5 mol/L 氯化钠（氯化钠终浓度为 0.2 mol/L）。混匀，65℃解交联过夜。

4. DNA 样品的回收与纯化

室温高速离心 5 min，将上清转移到新的离心管。然后按照通用 DNA 纯化方法提取 DNA。

5. PCR 分析

用半定量 PCR 或 real-time PCR 检测目的 DNA 的含量。也可以将得到的 DNA 样品 用于基因组 DNA 芯片或测序分析，按照提供服务的公司要求准备样品。

【注意事项】

1. 细胞计数应准确，否则会影响 Input 结果。

2. 用含 SDS 溶液重悬细胞时要选用小枪头并在液面下吹打，避免气泡产生。

3. 超声是 ChIP 中最重要的一部分，合适的条件需要摸索，可以一次尝试不同次数的 超声。

第八章　细胞因子与趋化因子检测

细胞因子（cytokine，CK）是指由免疫细胞和某些非免疫细胞经刺激而合成、分泌的一类具有广泛生物学活性的小分子多肽类或糖蛋白。根据具体的结构和功能，细胞因子可被分为白细胞介素（interleukin，IL）、干扰素（interferon，IFN）、肿瘤坏死因子（tumor necrosis factor，TNF）、集落刺激因子（colony stimulating factor，CSF）、趋化性细胞因子（chemokine）和生长因子（growth factor，GF）等。本节仅介绍具有代表性的细胞因子的生物学活性检测方法。

细胞因子的异常增多或减少、异常分布或细胞因子网络失衡，常与疾病的发生和发展密切相关。因此，细胞因子是评估机体免疫功能的一个重要指标。细胞因子的检测对于了解机体免疫功能、辅助疾病的诊断和判断疾病的疗效等均具有重要的指导意义。目前，细胞因子的检测方法种类较多，基本的检测方法主要有生物学活性检测法、免疫学检测法及分子生物学检测法。

第一节　细胞因子检测方法

生物学活性检测法是利用细胞因子特有的生物学效应，包括对细胞生长的促进或抑制作用、细胞毒性及诱导趋化作用等，采用相应的生物指示系统，通过与标准品对比来评估样本中相应细胞因子的生物活性水平，一般以活性单位（U/mL）来表示。细胞因子生物活性检测法敏感性较高（pg 水平），但也存在一些缺点，比如需要在长期的无菌条件下的细胞培养，实验周期较长，易受细胞培养过程中血清、药物和 pH 值等因素的影响，易受待检样品中某些细胞因子抑制物的影响，易受生物学活性相同或相近的其他细胞因子的干扰，不能区分某些细胞因子的型和亚型，所得结果难以标准化等。

生物学活性检测法主要包括细胞增殖测定法、细胞毒活性测定法、抗病毒活性测定法、趋化活性测定法、细胞因子诱导产物分析法及集落形成法等。本节将介绍白细胞介素（interleukin-1，IL-1）的生物学活性检测方法。

一、小鼠胸腺细胞增殖法检测 IL-1 生物学活性

白细胞介素 1（IL-1）是一种重要的细胞因子，主要由单核 - 巨噬细胞合成并分泌。IL-1 不仅对多种免疫细胞有重要的调节功能，而且与抗体的产生和炎症反应等生理及病理过程有关。检测 IL-1 有助于了解机体的免疫调节能力，可为疾病诊断、疗效观察及预后判断等提供可靠依据。

【实验目的】

检测待测样本中 IL-1 的活性。

【实验原理】

小鼠胸腺细胞在丝裂原 Con A 的刺激下会表达 IL-1 受体，IL-1 协同 Con A 可促进 T 淋巴细胞增殖。因此，根据加入不同量的 IL-1 后 T 淋巴细胞的增殖水平（^{3}h-TdR 掺入率）的变化，可计算出样品中 IL-1 的活性单位。

【材料】

1. 待测样本，即 6 ～ 8 周龄 C57 BL/6 小鼠。

2. IL-1 标准品、200 目不锈钢网筛、注射器、研磨杆、96 孔板，（以上均为无菌）玻璃纤维纸、液闪瓶、β 液闪计数仪、细胞培完全养液、Con A、^{3}h-TdR。

3. 细胞培养箱、多头细胞样品收集仪等。

【方法】

（1）颈椎脱臼法处死 6 ～ 8 周龄 C57 BL/6 小鼠，无菌取出胸腺，置于 200 目不锈钢网筛。

（2）加入 5 mL 含 10% 血清的细胞培养液，用注射器针芯或经灭菌处理的研磨杆将胸腺研磨成单个细胞悬液。

（3）用上述细胞培养液将细胞悬液中的细胞数目调整为 1.5×10^7 个 /mL，加入 Con A（终浓度为 3 μg/mL）。

（4）在 96 孔细胞培养板中，每孔加入 100 μg 细胞悬液（1.5×10^6 个细胞），再分别加入不同稀释度的待测样品或 IL-1 标准品 100 μL/ 孔，此时，Con A 终浓度为 1.5 μg/mL。将该 96 孔细胞培养板置于 37℃、5% 二氧化碳，细胞培养箱孵育 60 h。

（5）取出培养板，每孔掺入 ^{3}h-TdR（终浓度 0.5 μCi/200 mL），放回 37℃、二氧化碳培养箱再次恒温孵育 6 h。

（6）使用多头细胞样品收集仪将细胞收集于玻璃纤维纸上，烤干后移入液闪瓶中，加入适量的闪烁液，β 液闪计数仪测定 ^{3}h-TdR 掺入量（cpm）。

从 IL-1 标准曲线上测定 IL-1 的活性单位，或用刺激指数（SI）表示：

$$SI = （实验组 cpm/ 对照组 cpm）\times 100\%$$

【注意事项】

（1）不同品系小鼠对 IL-1 的反应性有差异，据相关资料报道，以 C57 BL 小鼠为好。

（2）不同年龄小鼠的胸腺细胞对 Con A 的反应性不一，一般选用 6～8 周小鼠，小于 5 周或大于 10 周的小鼠的胸腺细胞对 Con A 反应不稳定。

（3）Con A 促丝裂原作用要进行预试。

二、肿瘤坏死因子生物学活性检测

肿瘤坏死因子（tumor necrosis factor tα，TNFα）主要由单核细胞、巨细胞及 T 细胞产生，通过与其受体结合，在免疫调节、T 细胞介导的组织损伤和炎症的发生发展等方面产生重要作用。TNFα 受体广泛地分布于多种肿瘤细胞和血细胞，根据 TNFα 与相应靶细胞结合后引起不同的生物学效应，建立了多种检测 TNFα 生物学活性的方法。其中，细胞毒生物学检测方法的敏感性较高，因此较为常用。

【实验目的】

检测待测样本中 TNFα 的活性。

【实验原理】

利用对 TNFα 细胞毒作用高度敏感的小鼠成纤维细胞系 L929 细胞或其衍生细胞 L-M 细胞，或鼠纤维肉瘤细胞系 WE hI-164 细胞，测定 TNF 的生物学活性。待测细胞先用 '-TdR 标记，被杀伤后，^{3}h-TdR 释放至细胞外，通过测定细胞释放 ^{3}h-TdR 的量来反映 TNFα 的杀伤活性。

【材料】

1. 待测样本 L929 细胞。

2. 胰酶、DNA 酶、RPMI-1640 细胞培养液、小牛血清、^{3}h-TdR（20 μCi/mL）、细胞培养箱、96 孔板、放线菌素 D、玻璃纤维纸、TNFα 标准品、液闪瓶等。

3. 多头细胞样品收集仪、β 液闪计数仪、倒置显微镜等。

【方法】

（1）0.25% 胰蛋白酶消化法收集处于对数生长期的 L929 细胞，用含 10% 血清的 RPMI-1640 细胞培养液洗涤细胞，调整细胞浓度至 2×10^6 个 /mL。

（2）细胞悬液中掺入 ^{3}h-TdR（20 μCi/mL），置 37℃、5% 二氧化碳培养箱恒温孵育培养 2 ～ 3 h，期间摇动 1 次 /30 min。

（3）用 RPMI-1640 洗涤 2 次，800 r/min 离心 5 min，调整细胞浓度至 2×10^5 ～ 3×10^5 个 /mL 后加入 96 孔细胞培养板中（100 μL 孔），加入不同稀释度的待测样本（设 3 个复孔），再加入放线菌素 D，放线菌素 D 的最终浓度为 1 μg/mL，同时设放线菌素、完全培养基阴性对照和 TNFα 标准品阳性对照，37℃、5% 二氧化碳，培养箱恒温孵育 24 h。

（4）加入 3% 胰蛋白酶和 0.25% DNA 酶各 10 μL 孔，37℃、5% 二氧化碳，培养箱孵育 30 min。

（5）使用多头细胞样品收集仪将细胞收获于玻璃纤维纸上，烤干后移入液闪瓶，加入适量的闪烁液，β 液闪计数仪上测定 ^{3}h-TdR 掺入量（cpm）。

【结果分析】

TNFα 作用 24 h 后，在倒置显微镜下判定 50% 细胞杀伤的稀释度，即为 1 个 TNFα 活性单位；或根据测得的 cpm 值，按下列公式计数活性单位。

$$活性单位 = \frac{（放线菌素D对照组cpm-实验组cpm）}{（放线菌素D对照组cpm-标准品cpm）} \times 标准品活性单位 \times 待测样品稀释倍数（U/mL）$$

【注意事项】

（1）用于标记 ^{3}h-TdR 的 L929 细胞应处于对数生长期，否则 ^{3}h-TdR 掺入率低，影响实验结果。标记后的 L929 细胞要充分洗涤，以洗掉游离的 ^{3}h-TdR，否则会影响完全培养基对照组的 cpm 值。

（2）胰蛋白酶和 DNA 酶浓度和消化时间要严格控制，酶浓度过量或不足、消化时间过长或过短均会影响实验结果，因此需摸索其最佳浓度和时间。

三、CCK-8 法检测 IL-2 促细胞增殖活性

IL-2 主要由活化的 T 细胞产生。在体内，IL-2 是参与免疫应答的重要细胞因子，并参与炎症反应、抗肿瘤效应和移植排斥反应；在体外，IL-2 可促使 T 细胞增殖及产生细胞因子，促进 NK 细胞细胞毒活性及产生细胞因子，促使活化 B 细胞增生及产生抗体，激活单核 - 吞噬细胞并增强其杀瘤活性等。

【实验目的】

检测待测样本中 IL-2 对细胞的促增殖活性。

【实验原理】

CCK-8 法（cell counting kit-8）原理同 MTT 比色法，CCK-8 试剂中含有 WST-8，WST-8 被活细胞（特别是增殖期的细胞）通过线粒体能量代谢过程中的琥珀酸脱氢酶的作用，还原为具有高度水溶性的黄色甲䐶产物。生成的甲䐶物的数量与活细胞的数量成正比。用酶联免疫检测仪在 450 nm 波长处测定其光吸收值，可间接反映活细胞数量。

本法优点：①检测快速；②灵敏度高，甚至可以测定较低细胞密度；③重复性优于MTT；④对细胞毒性小。

【材料】

1. 待检人 IL-2 样品、指示细胞（CTLL-2 细胞株，来自小鼠脾细胞受同种异型抗原刺激后，能在天然的 T 细胞培养上清中增殖的 T 细胞系，仅对人、鼠 IL-2 和鼠 IL-4 有

应答）。

2. 标准 IL-2 样品，RPMI-1640 完全培养液（RPMI-1640 培养液加入 10% 胎牛血清、300 μg/mL 谷氨酰胺、青霉素 100 U/mL），5% 胎牛血清 -Hanks 液，96 孔平底培养板，CCK-8 试剂等。

3. 二氧化碳培养箱、酶标仪等。

【方法】

1. 收集处于对数生长期的 CTLL-2 细胞，用 RPMI-1640 完全培养液洗涤 CTLL-2 细胞 2 次，以洗除完全培养液中的 IL-2，每次 1000 r/min，离心 5 min。用无 IL-2 的完全培养液将 CTLL-2 细胞浓度调整为 10^5 个 /mL；

2. 将不同倍比稀释度的 IL-2 标准品及待测样品分别加入 96 孔培养板中，每孔 100 μL，各设 3 个复孔，并同时设阴性对照、培养液对照；

3. 各孔内加入 CTLL-2 细胞悬液，每孔 100 μL；

4. 置 37℃、5% 二氧化碳培养箱中培养 18 ～ 24 h；

5. 各孔加入 CCK-8 溶液 10 μL，继续培养 1 ～ 4 h；

6. 用酶标仪在 450 nm 波长处测定其光吸收值；

7. 结果判断：每孔 OD 值应取 3 个复孔的平均值，最终各孔 OD 值应为 OD450 nm，再减去培养液对照孔 OD 值；

8. 按概率单位分析法计算 IL-2 活性单位，以 $\log_2$［稀释度］为 X 轴（横坐标），各稀释度对应的 OD 值为 Y 轴（纵坐标），在普通坐标纸上，分别绘制出 IL-2 标准品与待测样品两条回归曲线；

9. 经标准品最大 OD 值一半处（即标准品 50% 最大 OD 值处）的 A 点画一条平行于 X 轴的横线，出此产生相关于待测样品回归曲线的 B 点；

10.A 点与 B 点所对应的横轴上的值为 X，因 X=$\log_2$［稀释度］，则 A 点与 B 点对应的稀释度值为：稀释度 =2 X，求得稀释度。

样品 IL-2 活性单位采用下列公式计算：

$$待测样品IL\text{-}2活性（U/mL）=\frac{B点对应的样品稀释度}{A点对应的标准品稀释度}×标准品IL\text{-}2活性（U/mL）$$

【注意事项】

1.IL-2 标准品及待测样品从 1:2 开始至少设置 6 个倍比稀释度，加样时应从低浓度到高浓度顺序加入，且不可共用加样吸头。

2. 加入 CCK-8 的最佳时间应为培养液对照（无 IL-2）孔细胞全部死亡时，一般时间是细胞培养至 18 ～ 24 h。

四、趋化因子生物学活性检测

γ 干扰素诱导蛋白 10（interferon γ-inducible protein-10，IP-10）属于 CXC 趋化因子家族，能特异性结合 CXCR3 受体发挥免疫学功能。检测 IP-10 等趋化因子的活性，对评估炎症、感染和术后脓毒症等具有重要参考意义。接下来介绍琼脂糖小滴化学动力学实验检测 IP-10 活性的方法。

【实验目的】

检测待测样本中 IP-10 含量。

【实验原理】

琼脂糖小滴化学动力学实验用于检测细胞因子诱导的细胞化学活性变化。该方法一般以中性粒细胞为靶细胞来研究 IP-10 对中性粒细胞的趋化效应。

【材料】

1. 待测抗凝血。

2. IP-10 标准品、淋巴细胞分离液、葡萄糖 -70 溶液、移液管、0.2% 及 1.6% 氯化钠溶液、0.8% 琼脂糖、细胞培养液、水浴锅、移液管等。

3. 制冰机、细胞培养箱、倒置显微镜 / 投射显微镜等。

【方法】

1. 取 20 mL 新鲜的抗凝血，用淋巴细胞分离液分离得到外周血单核细胞（PBMC）；

2. 沉降法分离粒细胞：用生理盐水配制 6% 葡聚糖 -70 溶液（质量体积比），将 5 mL 该溶液与 PBMC 悬液混匀，室温静置 1 h 使其分层；

3. 沉降后，上层含 70% ～ 80% 中性粒细胞，下层是聚集的红细胞，用移液管轻轻吸出上层细胞悬液，200 g 离心 10 min，弃上清；

4. 用 10 mL 0.2% 氯化钠溶液重悬细胞，室温静置 30 s 以彻底裂解掺杂的红细胞；快速加入 10 mL 1.6% 氯化钠溶液，混匀，200 g 离心 10 min，弃上清；

5. 将沉淀中的中性粒细胞重悬于 20 mL 细胞培养液中，200 g 离心 10 min，弃上清；

6. 用细胞培养液将细胞配成 $2 \times 10^8 \sim 4 \times 10^8$ 个 /mL；

7. 加热融化 0.8% 琼脂糖（质量体积比），45℃水浴保温，同时预温 2× 细胞培养液；在 45℃水浴中将琼脂糖和 2× 细胞培养液等量混匀成 0.4% 琼脂糖 / 细胞培养液；

8. 在 37℃中，将预温到 37℃的中性粒细胞悬液与 0.4% 琼脂糖 / 细胞培养液等体积混匀，最终浓度为含中性粒细胞 $1 \times 10^8 \sim 2 \times 10^8$ 个 /mL；

9. 将 96 孔细胞培养板放置于冰上，加入上述细胞混悬液，每孔 4 μL，使悬液聚成小滴状，继续在冰上放置 2 ～ 3 min，使琼脂糖小滴固化；

10. 用细胞培养液倍比稀释 IP-10 标准品和待测样品。标准品从 100 ng/mL 到 0.5 ng/mL，共设 8 个稀释度，每个稀释度设 3 个复孔，每孔加 0.1 mL。直接加入 0.1 mL 细胞培养液到阴性对照孔；

11. 在 37℃、5% 二氧化碳细胞培养箱中孵育 2 h；

12. 用倒置显微镜或投射显微镜观察各孔测量细胞从琼脂糖小滴向外迁移的半径（从琼脂糖小滴边缘到最远的 3 个细胞距离的平均值），减去细胞自身运动半径（阴性对照孔），即为 PP-10 诱导的随机移动半径，绘制标准品移动半径的标准曲线，与其比较，可得出待测样品中的 IP-10 含量。

第二节　受体检测方法

细胞因子与相应受体结合后发挥生物学效应，如 IL-2 须与表达在淋巴细胞、吞噬细胞、NK 细胞表面的 IL-2 膜受体（mIL2 R）结合才能发挥其生物学功能，而活化的淋巴细胞在表达 mIL2 R 的同时，可产生并释放可溶性白细胞介素 2 受体（soluble IL-2 receptor, sIL2 R），sIL2 R 能以低亲和力结合 IL-2，作为一种免疫抑制剂参与免疫调节。正常人的血清中存在微量 sIL2 R，但在许多与免疫系统结合激活有关的疾病如某些恶性肿瘤、自身免疫性疾病、病毒感染及器官移植排斥反应等的患者中，其血清中的 sIL2 R 水平升高且与病情密切相关。sIL2 R 检测主要采用 ELISA 法中的双抗体夹心法。

【材料】

1. sIL2 R ELISA 检测试剂盒

（1）96 wells 酶标板（coated wells）。

（2）抗 sIL2 R 生物素：22 mL。

（3）样品稀释液：50 mL。

（4）标准品（standards）：1 set（1∶100 稀释）。

（5）TMB 显色液：11 mL。

（6）hRP：22 mL。

（7）浓缩洗涤液（20×）：25 mL（检测时用双蒸水稀释成 1×）。

（8）终止液（stop solution）：10 mL。

2. 待测样品：人血清或血浆，用时样品稀释 100 倍（5 μL 血清或血浆加 500 μL 样品稀释液）。

3. 酶标仪、微量加样器、37℃孵箱等。

【方法】

1. 试剂盒应平衡至室温（20 ～ 25℃），取出所需反应板；

2. 分别加入 5 μL 标准品、5 μL 已稀释血清或血浆于反应板孔中，轻轻混匀 10 s；

3. 每孔加入 200 μL 抗 sIL2 R 生物素，轻轻混匀 30 s，37℃温育 30 min；

4. 洗板：甩尽板内液体，用洗涤液洗涤反应板，并去除水滴（在厚叠吸水纸上拍干），反复洗涤 5 次；

5. 每孔加入 200 μL hRP，轻轻混匀 10 s，37℃温育 30 min；

6. 洗板：同步骤 4；

7. 每孔加入 100 μL TMB 显色液，轻轻混匀 10 s，置暗处室温温育 20 min；

8. 每孔加入 100 μL 终止液，轻轻混匀 30 s，15 min 内在 450 nm 处读 OD 值；

9. 结果判定：以 OD 值为纵坐标，以标准品浓度为横坐标，绘制标准曲线。根据血清或血浆样品的 OD 值，可在标准曲线上计算出浓度。

【注意事项】

1. 严格按照规定的时间和温度进行温育，以保证结果准确。所有试剂都必须在使用前达到室温 20 ～ 25℃。使用后立即冷藏保存试剂。

2. 洗板不正确可能导致不准确的结果。在加入 hRP 或底物前，确保尽量吸干孔内液体。温育过程中不要让微孔干燥。

3. 消除板底残留的液体和手指印，否则会影响 OD 值。

第九章　超敏反应的检测

超敏反应（hypersensitivity）为机体受到或再次受到某种抗原刺激时，出现生理功能紊乱或组织细胞损伤的异常适应性免疫应答现象。引起超敏反应的抗原又被称为变应原（allergen），其中 I 型超敏反应主要由 IgE 介导，又称为过敏反应，这是本章的重点介绍内容。临床上对过敏反应的检测分体外检测和体内检测两种方式，体外超敏反应实验主要为血清 IgE 的测定；体内超敏反应试验主要指各种皮肤试验，如皮内试验（intradermal test，IT）、点刺试验（skin prick test，SPT）、斑贴试验（patch test，PT）等。此外，现在在研究药物药效过程中，是否诱发 I 型超敏反应是监测其安全性的重要环节，因此 I 型超敏反应的动物实验较为常见，如大鼠同种被动皮肤过敏反应（passive cutaneous anaphylaxis，PCA）。

血清 IgE 的检测通常分为总 IgE 的检测和特异性 IgE 的检测，正常情况下，血清 IgE 含量很低，用于测定 IgE 的方法除了需要具备特异性、重复性、准确性和实用性外，更重要的是具备高灵敏度。实验室常用于检测血清 IgE 的方法有放射免疫吸附试验、酶联免疫测定法、化学发光免疫测定技术等。而特异性 IgE 是指能与某种变应原特异性结合的 IgE，需采用纯化后的变应原。

皮肤试验是在皮肤组织中完成的体内免疫学试验，简称皮试。根据变应原性质不同，可诱发 I 型超敏反应或 IV 型超敏反应。常用的皮肤试验有：① I 型超敏反应皮肤试验：当变应原通过皮肤挑刺、划痕、皮内注射等途径进入致敏者皮肤组织时，与吸附在肥大细胞上的 IgE 特异性结合，导致肥大细胞脱颗粒，释放组胺等生物活性介质，使局部出现红肿反应现象。② IV 型超敏反应皮肤试验：用皮内注射、皮肤斑贴等方法使变应原进入已致敏机体，体内致敏的 T 细胞再次接触到变应原后，释放多种细胞因子，造成局部以单核细胞和淋巴细胞浸润为主的炎症反应。③ 挑刺试验：也称点刺试验，主要用于检测Ⅰ型超敏反应，其原理同皮试。④ 斑贴试验：主要用于寻找引起接触性皮炎的过敏原，将可疑过敏原直接贴敷于皮肤表面。斑贴试验用于 Ⅳ 型超敏反应的检测，敏感度虽不太高，但假阳性较少，结果的可信度大。进一步检测相应的特异性 IgE 抗体，是体外确定变应原的重要方法。

过敏原皮肤试验的意义：① 寻找变应原：过敏原皮肤试验是Ⅰ型超敏反应疾病治疗中避免接触变应原的有效措施之一。② 预防药物或疫苗等过敏：对患者首次注射某批号的青霉素、链霉素、异种抗血清（如抗破伤风血清、抗狂犬病血清等）或其他易过敏药物之前，必须做皮肤试验。③ 评价机体的细胞免疫功能状态：Ⅳ 型超敏反应皮试可反映出机体细胞免疫功能状况。④ 传染病的诊断：对某些传染病，用该种病原体特异性抗原进行皮试，可起到诊断或鉴别诊断的作用。

第一节 Ⅰ型超敏皮肤试验

Ⅰ型超敏反应皮肤试验的特点：反应出现迅速（20 ～ 30 min）；反应灶的组织学改变以血管反应为主，以局部充血及浆液渗出为特征；反应结果不能显示细胞免疫状态，而属于体液免疫范畴，阳性结果表示受检试剂可能引起Ⅰ型超敏反应；方法简便、易于推广，在临床上多用于患者过敏原的筛查。通过这种皮肤试验可大大减少过敏性休克、窒息等严重Ⅰ型超敏反应的发生。

【实验目的】

检测受试者是否对相应变应原存在过敏反应。

【实验原理】

过敏反应患者皮肤中的肥大细胞上结合有特异性 IgE 抗体，使机体处于致敏状态，当相同的变应原再次注入皮内以后，相应抗原、抗体发生特异性结合，通过 IgE Fc 受体交联，激活肥大细胞，使其脱颗粒，释放出多种血管活性介质，局部组织出现肉眼可见的红肿现象。

【材料】

1. 待检试剂：蒿属花粉皮试试剂（原液）、青霉素、含抗毒素的动物免疫血清、有机碘剂、普鲁卡因、屋尘、尘螨等变应原。

2. 无菌 0.01 mg/mL 磷酸组胺、注射用生理盐水等。

3. 注射器材：洁净无菌的 1 mL 注射器、小号针头、木棉针、棉球、碘酒、酒精等。

【方法】

1. 皮内试验：以蒿属花粉变应原皮试为例。至少停止服抗过敏药 8 h，将使用部位（前臂）用酒精棉球消毒后，取 1:1000 蒿属花粉变应原溶液 0.01 ～ 0.02 mL 经针头注射入皮内，形成直径为 3 ～ 4 mm 的皮丘，阴性对照为生理盐水 0.01 ～ 0.02 mL 皮内注射，阳性对照为 1:10 组胺 0.01 ～ 0.02 mL 皮内注射，行列间距 2 cm。30 min 后观察结果。局部皮肤上出现红肿皮丘，其直径 > 0.5 cm 为阳性反应。皮肤指数（SI）＝ 0.5 为 +，SI ＝ 0.5 ～ 1.0 为 ++，SI＝ 1.0 ～ 2.0 为 +++，SI ≥ 2.0 为 ++++。

2. 点刺试验：以蒿属花粉变应原皮试为例。至少停止服抗过敏药 8 h，暴露前臂，用酒精棉球消毒前臂皮肤，干燥后，滴一滴 1:1000 蒿属花粉变应原溶液，然后用消毒木棉针通过该液滴轻轻斜刺，使皮肤稍隆起而不至出血。阴性对照为生理盐水一滴，阳性对照为 1:10 组胺一滴，针刺方法同上，行列间距 2 cm。30 min 后观察结果。局部皮肤上出现红肿皮丘，其直径 > 0.5 cm 为阳性反应。皮肤指数（SI）＝ 0.5 为 +，SI ＝ 0.5 ～ 1.0 为 ++，SI ＝ 1.0 ～ 2.0 为 +++，SI ≥ 2.0 为 ++++。

3. 皮试用试剂的剂量参考

（1）蒿属花粉皮试试剂（原液），按 1:1 000 稀释。

（2）青霉素：20 ～ 100 U/0.1 mL。

（3）抗毒素：如破伤风抗毒素、白喉抗毒素等，常用 1:100 ～ 1:10 稀释液 0.1 mL。

（4）有机碘制剂、普鲁卡因等药物可参照抗毒素。

（5）其他变应原根据不同制剂及国家有关规定条件，采用适宜浓度剂量与方法。

【注意事项】

1. 严格消毒，严禁重复使用注射器或针头。

2. I 型超敏反应皮肤试验呈阳性反应时，表示受试者不宜接触该变应原。若变应原是抗毒素，可视患者病情及经济情况，选择脱敏疗法或直接使用无须皮试的人免疫球蛋白。

3. 部分待检者在皮试时可能发生过敏性休克，应备肾上腺素，并在观察时间内密切注意受试者的反应，如出现休克症状应及早进行抢救。

4. 有可能出现假阳性或假阴性结果，对结果有怀疑时要认真分析原因。

【思考】

1. 皮肤试验的设计原理是什么？皮试时应注意些什么？

2. 能引起Ⅰ型超敏反应的物质有哪些，如何防治？

第二节　动物过敏实验

人类疾病的动物模型是指各种医学科学研究中建立的具有人类疾病模拟表现的动物。使用动物模型是现代免疫学研究中极为重要的实验方法。动物模型在实验中有双重作用，它既是研究对象，又是研究手段。根据来源，可将动物模型分为自发模型和人为模型两种。自发性动物模型是将发育异常或缺陷而表现出病态的动物直接用作疾病模型，其中主要包括近交系的肿瘤疾病模型和突变系的遗传疾病模型。实验性动物模型又称诱发性动物模型，是指研究者通过使用物理、化学、生物和复合的致病因素作用于动物，造成动物组织、器官或全身的损害，出现某些类似人类疾病的功能、代谢或形态结构异常。本节要学习的动物过敏反试实验属于诱发性动物模型，诱发动物产生与Ⅰ型超敏反应相似的临床症状。

【实验目的】

1. 掌握Ⅰ型超敏反应的发生条件、机制及其表现。

2. 熟悉Ⅰ型超敏反应动物模型的建立方法。

3. 了解成功建立动物模型的标准。

【实验原理】

动物过敏反应实验是先给动物注射少量异种蛋白，使其处于致敏状态。当第二次用较大剂量相同抗原注射后，动物可产生严重的过敏性休克症状。本反应具有严格的特异性，只在较大剂量注入同一变应原时才能产生，用同种抗原小量多次注射，可使动物脱敏。

由此法诱发的动物过敏反应属于Ⅰ型超敏反应，与临床常见的青霉素和异种血清所引起的过敏性休克相似，有助于加深对Ⅰ型超敏反应机制的理解，并提高防治青霉素等药物产生的过敏反应的认识。

【材料】

1. 幼年豚鼠（体重 150～200 g），抗原：鸡蛋清（按 1:10 稀释）、马血清（按 1:10 稀释），生理盐水。

2. 针头、棉球、碘酒、酒精、注射器等。

【方法】

1. 取健康豚鼠 4 只，分别做好标记，按表 9-1 操作，同笼饲养。

表 9-1　豚鼠过敏反应实验注射程序

豚鼠标号	A	B	C	D
致敏（皮下注射）	0.1 mL 鸡蛋清	0.1 mL 鸡蛋清	0.1 mL 鸡蛋清	0.1 mL 生理盐水
间隔时间	2～3 周	2～3 周	2～3 周	2～3 周
脱敏	脱敏	—	—	—
发敏（心内注射）	1 mL 鸡蛋清	1 mL 鸡蛋清	1 mL 马血清	1 mL 生理盐水

注：脱敏是将处于致敏状态的 A 豚鼠用相同抗原（鸡蛋清）于实验前 1 天作少量多次逐步增量进行皮内或皮下注射，使其脱敏。

2. 末次注射后 30 min 内观察有无过敏反应发生。

【结果分析】

出现过敏反应的动物（B 豚鼠），多有如下症状：烦躁不安、耸毛、抓鼻、喷嚏、呼吸困难、抽搐、大小便失禁，甚至窒息死亡。解剖时可见肺部高度水肿。编号为 A、C、D 的豚鼠无症状。

【注意事项】

1. 心内注射操作需准确，应在确认心跳最明显处进针，注射器内有回血后方可注射。

2. 由于动物个体反应性不同，应将实验动物进行分组实验，每一组可多设几只动物作为组内对照。

【思考】

1. 肺部高度水肿的病理机制是什么？

2. 如何分析上述 4 只豚鼠出现的实验结果？

第十章　流式细胞检测技术

流式细胞术（flow cytometry，FCM）是结合计算机分析、激光技术、流体力学、细胞化学、免疫荧光标记等于一体，同时对单个细胞或其他粒子的多个参数进行定量分析和分选的生物医学分析技术。其具有测量速度快、测量参数多、技术综合性强、灵敏度高等优点，广泛应用于免疫学、血液学、细菌学、病毒学、分子生物学等方面。

第一节　流式细胞仪的基本原理及应用

一、流式细胞仪的基本原理

传统的流式细胞仪在检测中使用的细胞标志示踪物质为荧光标记物，所以又称为荧光激活细胞分选仪（fluorescence activated cell sorter，FACS），流式细胞术基本原理是采用流体动力学聚焦方法，在气体压力的作用下，将经特异荧光染料染色后的单细胞（或粒子）悬液垂直压入流式细胞仪的流动室，沿流动室的轴心向下流动。同时鞘液沿流动室轴心至外壁也向下流动，在喷嘴附近形成包绕细胞悬液的一个圆柱流束，鞘液自喷嘴的圆形孔喷出，经水平方向的激光束垂直照射发出荧光，同时产生光散射。这些信号分别被呈 90° 角方向放置的光电倍增管荧光检测器和前向角放置的光电二极管散射光检测器接收，光信号经转换器转换为电子信号后，输入计算机。计算机通过相应的软件储存、计算、分析这些数字化信息，就可得到每个细胞的多种信息参数。流式细胞仪主要由以下 5 部分构成：①流动室及液流驱动系统；②激光光源及光学系统；③检测信号的存储和放大系统；④检测数据分析系统；⑤细胞分选系统。流式细胞仪主机见图 10-1、10-2。

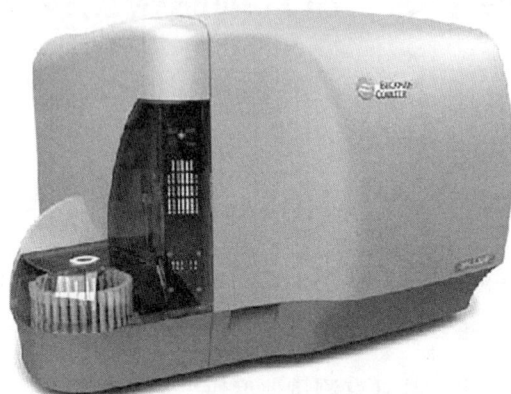

图 10-1　美国贝克曼 Gallios 流式细胞仪

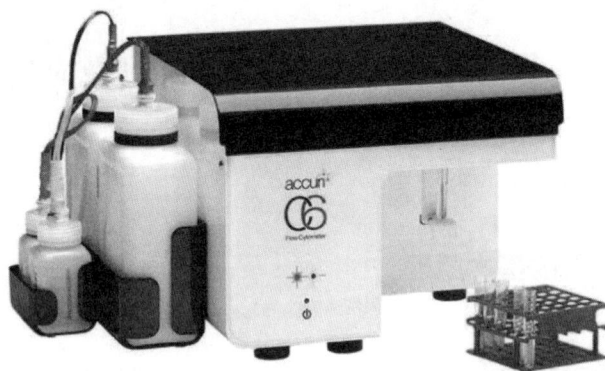

图 10-2　美国 BD AccuriC6 小型流式细胞仪

（一）流动室及液流驱动系统

　　流动室由样品管、鞘液管和喷嘴等组成，常用石英、光学玻璃等透明且稳定的材料制作。进样后，在气体压力的作用下，悬浮在样品中的单细胞悬液形成样品流进入流式细胞仪的流动室，沿流动室的轴心向下流动，流动室轴心至外壁的鞘液也向下流动，形成一束包绕细胞悬液的圆形鞘液流。在鞘液的包裹下，待测细胞成单行排列，依次通过流式细胞仪的激光检测区。

（二）激光光源及光学系统

流式细胞仪的光学系统由激光光源、若干组透镜、小孔和滤光片组成。

流式细胞仪的激发光源通常为激光，激发光源经过聚焦整形后形成光束，垂直照射在样品流上，被不同荧光染料标记抗体染色的细胞在激光束的照射下，产生不同方向的散射光。因荧光染料分子结构不同，其吸收光谱和发射的光谱也不同，在激光束照射下产生与其同轴的散射光称为前向角散射光（forward scatter，FSC）；在激光束照射下产生与其垂直的散射光则称为侧向角散射光（side scatter，SSC）。此外，经抗体染色的细胞还会发出不同波长和颜色的荧光，分别被不同探测通道检测，同时将光学信号转换为电脉冲信号。

传统流式细胞仪配备的激光波段主要有 355 nm 紫外激光器、488 nm 蓝色激光器、405 nm 紫色激光器、552 nm 绿色激光器、640 nm 红色激光器。其中，488 nm 蓝色激光光源常用的荧光染料有异硫氰酸荧光素（FITC）、藻红蛋白（PE）、碘化丙啶（PI）、花青素（Cyanines，CYS）、叶绿素蛋白（Peridinin-chlorophyll-protein，preCP）、藻红蛋白 - 德克萨斯红（Phycoerythrin and Texas Red Tandem，也称 ECD）等。

（三）检测信号的存储和放大系统

电子系统主要由光电倍增管（PMT）光电二极管和信号处理电路（signal processing electronics，SPE）组成，其作用是由光电二极管和 PMT 将来自细胞的光信号转换为电压脉冲信号并进行放大，最后经模拟数字转换器（A/D converter）数字化、记录并由专用软件以图表的形式直观地显示出来，并作进一步分析。

PMT 和光电二极管是光电转换器，光电二极管的光电信号转换效率要低于 PMT，故 PMT 常适用于较微弱的 SSC 或荧光信号，将低强度的信号连续放大；光电二极管则适用于检测较强的 FSC 信号。

（四）检测数据分析系统

流式细胞仪的检测数据分析系统分配有控制仪器运行、数据采集、存储和分析的计算机软件操作系统。常见的有 BD FACSCalibur 系统 CELL Quest 软件、BD FACSVerse 系统 FACSuite 软件和 Beckuman Codlter 公司 MoFlo XDP 流式细胞仪配备的 Summit 软件等。流式细胞仪将检测到的细胞产生的各种电信号以列表模式记录，再将每一个细胞的所有参数统计学信息结合图像处理软件，通过建立单参数直方图和双参数散点图等，在计算机屏幕上动态而直观地显示出来。

流式细胞仪的数据显示通常有以下几种方式。

1. 直方图（histogram）。这是一维数据用得最多的图形显示形式（图 10-3），其既可用于定性分析，又可用于定量分析，形同一般 X—Y 平面描图仪给出的曲线。根据选择放大器类型不同，横坐标可以是线性标度或对数标度，用"道数"（Channel No）来表示，实质上是所测的荧光或散射光的强度。纵坐标一般表示的是细胞的相对数。图 10-3 给出的是直方图形式。它的局限性是只能显示一个参数与细胞之间的关系。

2. 二维点图（dot plot）。其能够显示两个独立参数与细胞相对数之间的关系。横坐标和纵坐标分别为与细胞有关的两个独立参数，平面上每一个点表示同时具有相应坐标值的细胞存在。（图 10-4）可以由二维点图得到两个一维直方图，但是由于兼并现象存在，二维点图的信息量要大于二个一维直方图的信息量。所谓兼并就是多个细胞具有相同的二维坐标，在图上只表现为一个点，这样对细胞点密集的地方就难于显示它的精细结构。

3. 二维等高图（contour）。其类似于地图上的等高线表示法，是为了克服二维点图的不足而设置的显示方法。等高图上每一条连续曲线上具有相同的细胞相对或绝对数，即"等高"。（图 10-5）曲线层次越高，所代表的细胞数越多，一般层次所表示的细胞数间隔是相等的，因此等高线越密集则表示变化率越大，等高线越疏则表示变化越平衡。

4. 假三维图（pseudo 3 D）。其是利用计算机技术对二维等高图的一种视觉直观的表现方法。它把原二维图中的隐坐标 - 细胞数同时显现出来，但参数维图可以通过旋转、倾斜等操作，多方位地观察"山峰"和"谷地"的结构和细节，这无疑是有助于对数据进行分析的。（图 10-6）

5. 列表模式（list mode）。列表模式其实只是多参数数据文件的一种计算机存储方式，三个以上的参数数据显示是用多个直方图、二维图和假三维图来完成的。可用 List-Mode 中的特殊技术，开窗或用游标调出相关部分再改变维数进行显示。例如，"一调二"

就是在一维图上调出二维图来，"二调一"就是从二维图中调出一维图来。

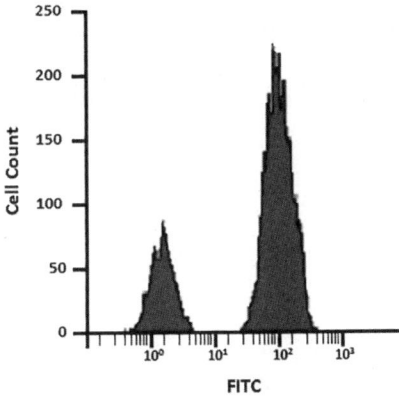

图 10-3 FCM 单参数直方图

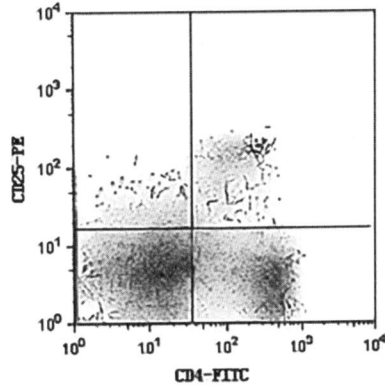

图 10-4 FCM 二维点图

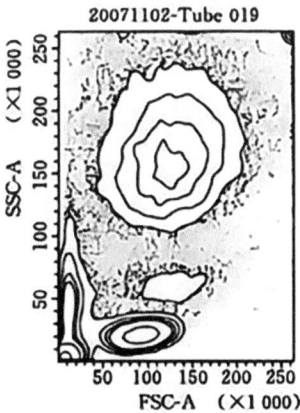

图 10-5 FCM 二维等高图

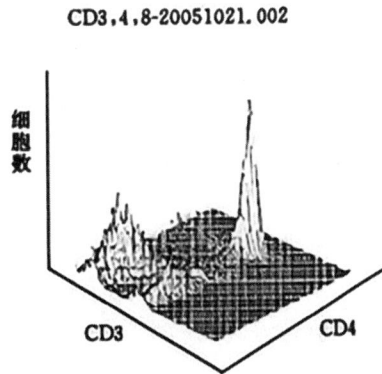

图 10-6 FCM 假三维图

（五）细胞分选系统

分选型流式细胞仪，当细胞悬液形成液流柱经流动室，喷嘴上的超声压电晶体产生机械高频振动，带动流动室也进行同频率振动，使喷出的液流断裂为一连串均匀的液滴，其形成的速率约为 3000 个 /s。其中，仅少量为含有细胞的液滴，当该液滴逐个通过激光束时，电子系统马上依据实验设计中设定的特性参数判定该细胞是否为目标细胞。目标细胞在形成液滴时会被充电，使其带有正 / 负电荷，其余细胞及空白液滴不带电荷。当带电液滴流经高压偏转板时，在电场作用下发生不同程度的偏转，落入各自的收集器中，不予充电的液滴落入中间的废液容器，达到分选目的。流式细胞仪的分选模式有纯度模式、富集模式和单细胞模式，主要依据目标细胞的丰度和分选要求（细胞纯度还是数量）选择。例如，单细胞模式重视高纯度，不太重视回收率，仅在分选液滴中含有单个目标细胞时才分选。

二、流式细胞术的应用

在深入研究流式细胞术的众多应用之前，有必要强调分析和分选之间的区别。在分析方面，流式细胞术能够记录每个细胞和跨细胞的多个样本的多个参数。另一方面，细胞分选涉及从其他细胞群中分离和收集所需的细胞群。流式细胞术是一种用途广泛的通用技术，它通常用于免疫表型分析、细胞活力测定和细胞周期分析等。流式细胞术的非凡之处在于其有分析大量单个细胞的能力，这使其成为揭示细胞异质性和识别罕见细胞亚群的宝贵工具。这种在单细胞水平上检查细胞的能力使研究人员能够辨别和表征不同的亚群，揭示细胞的多样性和复杂性，并阐明疾病过程或发育途径中单个细胞的重要性。

（一）细胞表型分析

细胞表型分析是流式细胞术的一个重要应用，它通过检测不同免疫细胞群表面或细胞内标记物的识别和表征，精确识别和分类免疫细胞群，包括 T 细胞、B 细胞、自然杀伤（NK）细胞、树突状细胞、单核细胞、巨噬细胞、血小板和粒细胞等。通过利用针对独特细胞标记的荧光标记抗体的特定组合，研究人员可以在细胞群中识别和量化各种免疫细胞亚群，评估机体的免疫功能状态。这有助于疾病的诊断、治疗和随访，探索疾病的发生和发展机制，这些信息有助于理解免疫机制，评估治疗效果，并制定免疫治疗策略。随着流式细胞术的发展，其应用已经超越了免疫表型分析，扩展到各种非免疫细胞群的表型分析和表征。流式细胞术也已成为微生物细胞表型分析的一种有价值的工具，能够快速分析和表征各种微生物群体。它可以根据不同的细菌种类的表型特征来识别和分类。通过使用荧光染料或针对特定微生物标记的抗体，研究人员可以估计样品中存在的不同微生物物种或细胞类型的丰度，从而形成对种群动态和微生物群落组成的见解。

（二）细胞因子检测

细胞因子是由免疫细胞或者非免疫细胞（如淋巴细胞）在受到抗原类刺激活化后分泌的一种合成的小分子多脑，在人体细胞分化、生长、功能调节等方面都发挥着非常重要的作用。通过对人体的细胞因子开展检测，能够对了解疾病发展以及为患者制定治疗方案提供有力的参考。临床上仅仅通过对细胞实施活性检测及定量检测，往往难以满足实际需求，还需要对单细胞水平中细胞因子表达能力予以足够的重视，借助于流式细胞仪与间接免疫荧光技术联合的检测方法，能够实现单细胞水平中细胞因子的准确检测，对于表达特定细胞因子细胞亚群的区分也具有重要的参考价值。胞内流式分析法是当前临床上常用的一种分析方法，其主要是在快速免疫细胞因子系统基础上应用离子霉素佛波醋、植物血凝素等刺激剂对全血细胞表达细胞因子产生刺激作用，并借助于布雷菲德菌和莫能霉素等药物抑制细胞因子分泌到胞外，通过 CD3 及 CD8 设门，在两种免疫荧光抗体下对淋巴细胞膜表面特异分子以及被组织胞中细胞因子进行标记，并联合应用流式细胞仪开展检测，即可定量测得该细胞亚群单个细胞内的细胞因子水平。

（三）细胞增殖检测

流式细胞术检测淋巴细胞增殖反应的方法，包括羧基荧光素二乙酸盐琥珀酰亚胺酯（carboxyfluorescein diacetate，succinimidyl ester，CFDA-SE）即 CFSE 标记法、溴脱氧尿嘧啶核苷（bromodeoxyuridine，BrdU）掺入法和单克隆抗体标记分析细胞周期相关蛋白方法等。

CFSE 是一种和胞内蛋白共价结合的非极性活细胞染料，可自由进入细胞与细胞内蛋白的赖氨酸等胺基，发生不可逆的结合，形成稳定的大分子荧光结合物。细胞分裂时，荧光结合物平均分配到 2 个子细胞中，荧光强度减半，检测细胞分裂代数可达 8 代。用流式细胞仪在单参数直方图上能够分辨出伴随细胞分裂次数增加而出现 CFSE 荧光强度 2 倍递减现象，若同时检测细胞表面标记，能够分析特定淋巴细胞亚群的增殖反应。

BrdU 是胸腺嘧啶衍生物，可代替胸腺嘧啶掺入增殖细胞新合成的 DNA 中，随着 DNA 复制和细胞分裂进入子代细胞之中。在用流式细胞仪检测前，样本细胞双链 DNA

需经解链处理成单链 DNA 以暴露 BrdU，与荧光标记抗 BrdU 单克隆抗体结合。BrdU 单参数荧光直方图可以分析进入 DNA 合成期（细胞周期 S 期）的细胞比例，从而判断细胞的增殖能力。

（四）免疫细胞分选

具有分选细胞功能的流式细胞仪又被称为荧光激活细胞分选仪。免疫细胞是极不均一的群体，所以在研究其中的某一细胞亚群的功能时，常常需要对细胞群进行分选和纯化，流式细胞分选是目前用来纯化大量细胞亚群的最为常用和快捷有效的手段。其主要应用有：基于胞内蛋白分选、基于细胞表型分选，如融合蛋白转染细胞分选、绿色荧光蛋白（green fluorescent protein，GFP）、DNA 倍体细胞分选等。纯化的细胞可进行下游的细胞培养功能测定、动物实验和 RNA/DNA 蛋白抽提等。

（五）可溶性分子检测

随着流式细胞技术的不断发展，从以往的限于细胞或颗粒表面或胞内蛋白表达分析，发展到利用液相多重蛋白定量测定技术（cytometric beds array，CBA）检测可溶性蛋白，如细胞因子和抗体。CBA 技术基本基于一系列荧光强度不同的捕获微球，每一种捕获微球具有独特荧光强度、表面仅包被识别一种目标分子的抗体。将这些荧光强度和抗原特异性都不同的捕获微球混合物和 25 ～ 50 μL 待检溶液或者标准品，以及荧光素标记二抗共孵育一段时间，形成目标抗原 - 捕获微球 - 荧光素标记二抗复合物。洗涤后上机检测。使用 CBA 分析软件，根据 FL3 红光探测通道荧光强度特征定位出每种捕获微球，然后根据标记二抗的荧光素探测通道显示出的平均荧光强度，参照标准曲线，判断样品溶液中多种目标抗原浓度。CBA 技术叼以同时定量检测微量样品溶液中的多个目标抗原。

（六）细胞周期分析

细胞周期分析常用饱和量的 DNA 结合染料来对 DNA 进行染色，几种染料已被鉴定为能与 DNA 结合，如碘化丙啶（PI）、Hoescht、DAPI、溴化乙啶等。其中 PI 也被称为插入碱基之间的化学计量染料。正因为如此，染料的数量和 DNA 的数量之间存在着一种化学计量关系。由于这种特性，PI 可以用来准确地量化 DNA 的数量，当以线性放大的低流速通过流式细胞仪时，即使核酸含量的微小变化也可以很容易地被识别出来。

（七）细胞凋亡分析

细胞凋亡或程序性细胞死亡是通过去除细胞而不触发炎症反应（坏死）来维持免疫系统的稳态，这是免疫反应后克隆扩增的 T 细胞、自我靶向 T 细胞、自身反应性 B 细胞和免疫系统中的多个其他细胞的死亡机制。流式细胞术利用与细胞凋亡相关的级联事件的多个目标来检测细胞凋亡。流式细胞术常用的细胞凋亡检测方法如下：碘化丙啶染色法检测 DNA 亚二倍体凋亡峰（因凋亡细胞 DNA 降解流失，在 G_0/G_1 细胞峰前出现低染色细胞群 -DNA 亚二倍体凋亡峰）、Caspase-3 活性检测、荧光标记 Annexin V/PI 双染色法检测凋亡细胞膜表面外翻的磷脂酰丝氨酸、荧光标记抗 Br-dUTP 单克隆抗体 /PI 双染 TUNEL 法（TdT mediated dUTP nick end labeling，末端脱氧核苷酸转移酶介导的 dUTP 缺口末端标记法）检测 DNA 断裂，以及单克隆抗体标记检测凋亡相关蛋白，如 p53、bcl-2、Fas 等。

三、流式细胞仪使用简要步骤及注意事项

1. 使用简要步骤

（1）打开电源，对系统进行预热；

（2）打开气体阀，调节压力，获得适宜的液流速度，开启光源冷却系统；

（3）在样品管中加入去离子水，冲洗液流的喷嘴系统；

（4）利用校准标准样品调整仪器，使在激光功率、光电倍增管电压、放大器电路增益调定的基础上，0° 和 90° 散射的荧光强度最强，并要求变异系数为最小；

（5）选定流速、测量细胞数、测量参数等，在同样的工作条件下测量样品和对照样品；同时选择计算机屏上数据的显示方式，从而能直观掌握测量进程；

（6）样品测量完毕后，再用去离子水冲洗液流系统；

（7）因为实验数据已存入计算机硬盘（有的机器还备有光盘系统，存储量更大），因

此，可关闭气体、测量装置，而单独使用计算机进行数据处理；

（8）将所需结果打印出来。

2. 注意事项：

（1）光电倍增管要求稳定的工作条件，暴露在较强的光线下以后，需要较长时间的"暗适应"，以消除或降低部分暗电流本底才能工作；另外还要注意磁屏蔽。

（2）光源不得在短时间内关上又打开（一般需要间隔 1 h 左右）。使用光源必须预热并注意冷却系统是否正常工作。

（3）液流系统必须随时保持液流畅通，避免气泡栓塞，鞘流液使用前要经过过滤、消毒。

（4）注意根据测量对象的变换选用合适的滤片系统、放大器等。

（5）特别强调每次测量都需要对照组。

第二节　流式细胞术检测 T 淋巴细胞分群

【实验目的】

掌握 T 细胞亚群分析的原理和意义。

【实验原理】

T 淋巴细胞具有高度的异质性，根据其表面标志和功能特征，可分为若干个亚群，各亚群之间相互调节，共同发挥其免疫学功能。人外周血的 αβT 细胞根据 CD 分子主要分为 $CD4^+$ T 细胞、$CD8^+$ T 细胞 2 个 T 细胞亚群。T 细胞具有高度的异质性，根据其表面的标志和功能特征，可分为若干个亚群，各亚群之间相互调节，共同发挥其免疫学功能。因此，对淋巴细胞亚群数量的检测能反映机体免疫功能的状态。

【材料】

1. 待检样品：肝素抗凝人全血。

2. 荧光标记单克隆抗体：抗人 CD4-FITC、抗人 CD8-PE。

3. 细胞洗液：含 1%FCS 的 PBS。

4. 红细胞裂解液。

5. 细胞固定液：25% 戊二醛 3.2 mL、葡萄糖 2.0 g 加无血清细胞洗液至 100 mL。

6. FACS 缓冲液：

1×PBS	950 mL
FCS	40 mL
10% 叠氮钠溶液	10 mL

7. FACS 仪器缓冲液（FACS-flow）、FACS 清洁液（FACS clean）和 FACS 洗净液（FACS rinse）由仪器厂家提供。

8. 仪器：流式细胞仪。

9. 离心机、吸管、试管等。

【方法】

1. 混匀抗凝全血，加 100 μL 全血于试管中，分别加入抗人 CD4-FITC、CD8-PE 单克隆荧光抗体各 10 μL，用震荡器混匀，避光放置 15 ～ 30 min（室温 20 ～ 25℃）；

2. 加入红细胞裂解液 2 mL 溶解红细胞，于震荡器上混匀，室温避光放置 10 min，1000 r/min 离心 10 min，弃上清；

3. 加入 PBS 缓冲液（含有 0.1% 的叠氮化钠）1 mL 洗细胞，1000 r/min 离心 10 min，倾去上清，加入固定液 300 μL 重悬细胞，用流式细胞分析仪检测；

4. 细胞的吸入：将装有细胞的 FACS 测定管放置到机器吸管孔处。先预检测样品，然后进行实际检测。可根据细胞的浓度选择测定的速度（低、中或高速），所有的数据将自动存入计算机；

5. 使用后的清洗：所有样品测定完后，要进行仪器的清洗。

（1）将装 FACS 清洁液的 FACS 管放置于机器吸管孔，高速吸入 1 min。

（2）将装 FACS 洗净液的 FACS 管放置于机器吸管孔，高速吸入 1 min。

（3）再将装 FACS 清洁液的 FACS 管放置于机器吸管孔，高速吸入 5 min。

（4）同样再将装 FACS 洗净液的 FACS 管放置于机器吸管孔，高速吸入 5 min。

（5）最后将装有双蒸水的 FACS 管放置于机器吸管孔后，关闭机器。

（6）将废液槽中的废液倒掉，并清洗干净废液槽。

6. FCM 分析：测定前，用荧光小球校正仪器至前向角散射光（FSC）和所用荧光的变异系数（CV）均在 3% 以下。冲洗样品管道后，输入同型对照样品，调节样品液与鞘液之间的压力差使之为 5 ～ 10 psi（随细胞浓度测定），使细胞样品液以稳定的层流通过 70 μm 喷嘴，与高度聚焦的荧光束垂直交汇。接受每个细胞与激光相遇后产生的前向角散射光（FSC）和侧向角散射光（SSC）及荧光，经计算机处理，以 FSC 为纵轴，SSC 为纵轴，二维图像显示细胞群分布（图 10-7）。划出淋巴细胞密集区，图 10-7-a 中，R1 为淋巴细胞，定为分析范围。分别作 CD3/SSC、CD3/CD4，CD3/CD8 二维点图（图 10-7-b、c、d），画出四个相限标尺，调节 3 种荧光探测器电压，使对照管的对数荧光在左下象限的细胞数占总计数细胞的 97% 以上，换上试验管，收获 2 万个细胞后，计算机会自动计算出阳性细胞百分率及总细胞计数。图 10-7-b 中，右下象限为 CD3$^+$ 细胞，图 10-7-c、d 中，右上象限分别为 CD4$^+$、CD8$^+$ 细胞。

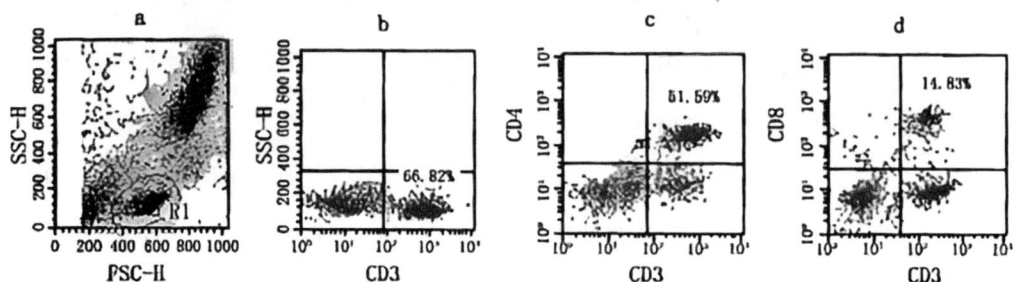

图 10-7 人外周血 CD3$^+$、CD4$^+$、CD8$^+$ T 细胞的二维点阵图（流式细胞术）

【结果分析】

如图 10-7 所示，图 a 利用 SSC-h 和 FSC-h 区分细胞亚群，图 b 中，CD3$^+$T 细胞占总细胞数 66.82%；图 c 中，其中 CD4$^+$T 细胞占 51.59%；图 d 中，CD8$^+$T 细胞占 14.83%。

【注意事项】

1. 确保细胞悬液上机检测前浓度为 1×10^5/ mL，细胞浓度过低会直接影响检测结果。

2. 使用蛋白封闭剂封闭非特异结合实际位点，常用的蛋白封闭剂为 0.5% 牛血清白蛋白和 1% 胎牛血清。

3. 设置对照样品，采用与抗体来源同型匹配的 Ig 对照。

参考文献

[1] 柳忠辉，吴雄文. 医学免疫学实验技术 [M].3 版. 北京：人民卫生出版社，2020.

[2] 柳忠辉，邵启祥. 常用免疫学实验技术 [M]. 北京：高等教育出版社，2013.

[3] 陈朱波，曹雪涛. 流式细胞术 - 原理、操作及应用 [M].2 版. 北京：科学出版社，2014.

[4] 储以微，陆青. 医学免疫学实验原理和技术 [M]. 上海：复旦大学出版社，2020.

[5] 陈福祥，陈广洁. 医学免疫学与免疫学检验 [M]. 北京：科学出版社，2016.

[6] 余平. 实验免疫学 [M]. 长沙：湖南科学技术出版社，2011.

[7] 鲍建芳，沈建根. 免疫学实验技术 [M]. 杭州：浙江大学出版社，2006.

[8] 丁军颖，崔澂. 医学免疫学检测技术及临床应用 [M]. 北京：化学工业出版社，2018.

[9] 王慧娟. 医学生实用免疫学技术 [M]. 南京：东南大学出版社，2022.

[10] 王敏. 医学免疫学实验指导 [M]. 北京：北京邮电大学出版社，2016.

[11] 孙万邦，新燕，林英姿. 医学免疫学 [M]. 2 版. 北京：高等教育出版社，2018.

[12] Sambrook J, Russell DW. Molecular Cloning [M]. 3 th ed. New York: Cold Spring Harbor Lab Press, 2001.

[13] Sack U, Tarnok A, Rothe G. Cellular Diagnostics: Basic Principles, Methods and Clinical Applications of Flow Cytometry [M]. Basel: KARGER, 2009.

[14] Chiu ML, Gilliland GL. Engineering antibody therapeutics [J]. Curr Opin Struct Biol, 2016, 38:163-173

[15] Chen X, Wang Y, Wang J, et al. Accumulation of T-helper 22 cells, interleukin-22 and myeloid-derived suppressor cells promotes gastric cancer progression in elderly patients [J]. Oncol Lett, 2018, 16:253-261.

[16] Fan L, Tian Y, Yin R, et al. Enzyme catalysis enhanced dark-field imaging as a novel immuno-

histochemical method [J]. Nanoscale, 2016, 8:8553-8558.

[17] Van Wijk SJ, Fiskin E, Dilic I. Selective monitoring of ubiquitin signals with genetically encoded ubiquitin chain-specific sensors [J]. Nat Protoc, 2013, 8:1449-1458.